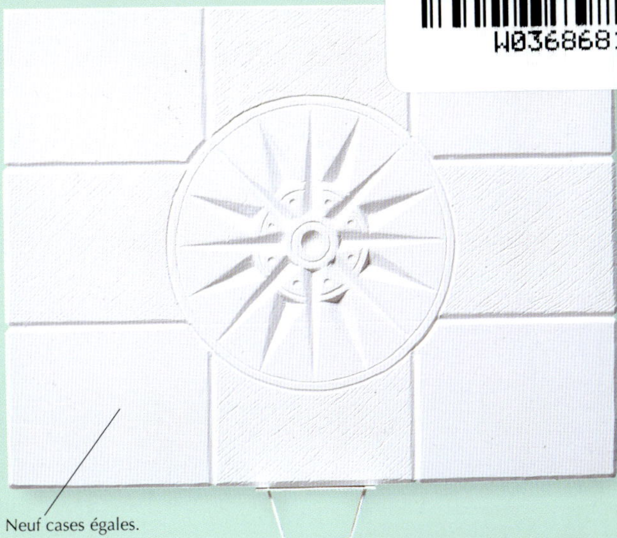

Neuf cases égales.

VOTRE CHAMBRE

Le meilleur moyen de capter l'influence favorable à la bonne santé, en suivant cette méthode, c'est de faire en sorte que les chambres à coucher coïncident avec les localisations de santé des membres de la famille, et aussi, que ceux-ci dorment la tête dirigée dans la direction de santé. Si votre direction est l'est, par exemple, l'illustration ci-contre montre l'endroit où votre chambre doit être située, et la direction dans laquelle votre lit doit être orienté.

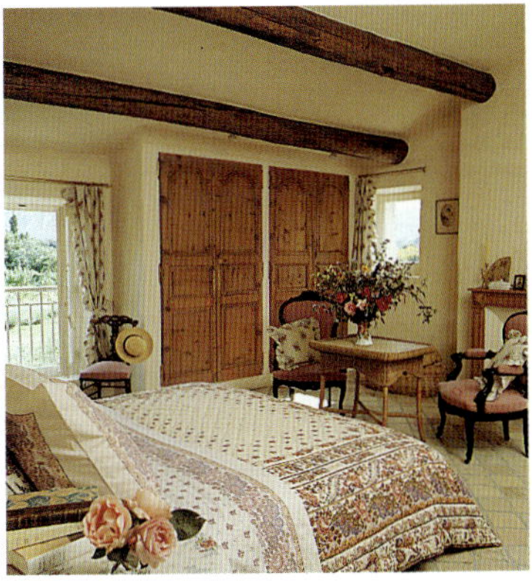

Les membres de la famille doivent choisir leur chambre à coucher en fonction de leur direction de santé.

MAISONS DE FORME IRRÉGULIÈRE

Les maisons et les appartements ont rarement des formes régulières, carrées, ou rectangulaires, ce qui rend difficile la superposition de la grille à neuf secteurs. Un problème sérieux est celui des secteurs manquants. Selon le feng shui, les secteurs manquants indiquent qu'à la demeure, certains aspects de l'influence favorable feront défaut. Le type d'influence favorable manquante dépend des directions de la boussole.

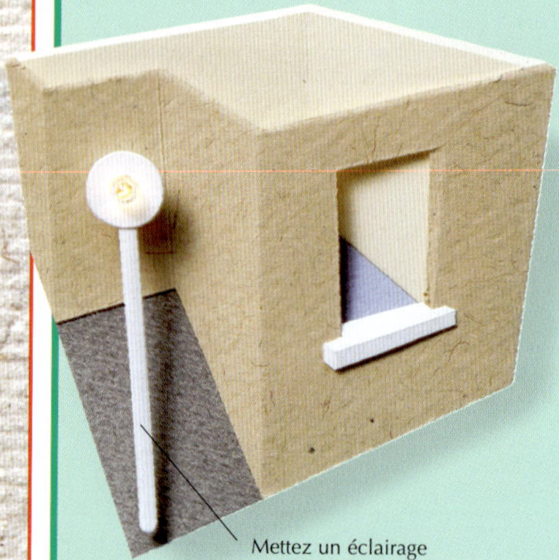

Mettez un éclairage dans votre secteur de santé.

Si votre secteur d'influence favorable à la santé fait défaut, suspendez un miroir au mur.

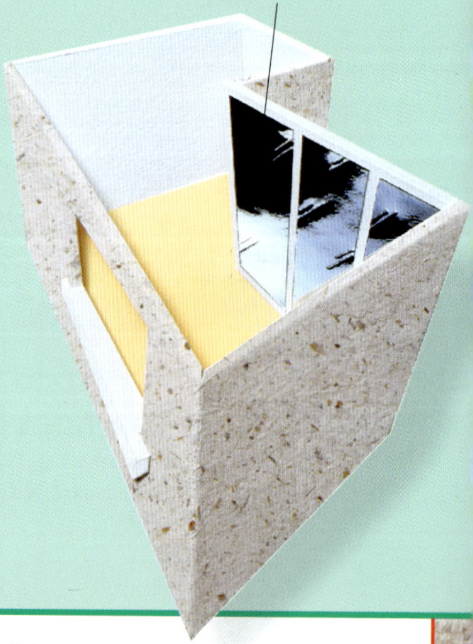

Si la forme de votre foyer indique que votre secteur de santé fait défaut, l'influence favorable à votre santé peut être gravement sapée. Cela peut être sans grande conséquence pour les gens qui sont encore jeunes, mais pour les personnes qui ont atteint la cinquantaine, âge où le corps physique est plus vulnérable à la maladie, il faut sérieusement s'occuper de ce problème de feng shui. Il y a des façons de le contourner, dont certaines sont indiquées ici.

Initiation au
Feng Shui

Santé

Je dédie ce livre avec amour,
respect, et dévotion
au **Lama Zopa Rinpoche**,
le lama le plus cher
à mon coeur.

A **Jennifer Too**,
ma fille chérie,
et, à la demande de Rinpoche,
à la félicité ultime de tous les
êtres sensibles de l'univers.

Initiation au Feng Shui

Santé

Lillian Too

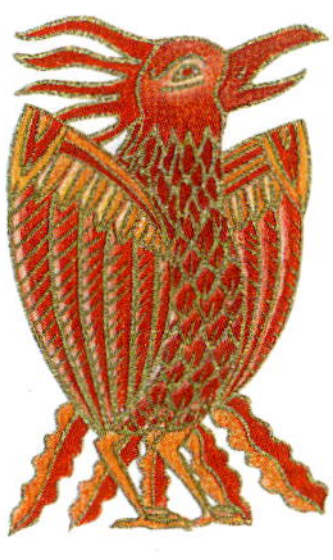

Traduit de l'anglais par BERNARD DUBANT

ÉDITIONS GUY TRÉDANIEL
65, rue Claude-Bernard
75005 PARIS

http://www.tredaniel-courrier.com

Conception et création :
THE BRIDGEWATER BOOK COMPANY LIMITED

ELEMENT BOOKS LIMITED
Directrice éditoriale Julia McCutchen
Assistant Caro Ness
Directeur de la production Roger Lane
Production Sarah Golden

THE BRIDGEWATER BOOK COMPANY LIMITED
Directeur artistique Terry Jeavons
Maquettiste James Lawrence
Assistant éditorial Anne Townley
Projet éditorial Andrew Kirk
Editeur Linda Doeser
Recherche iconographique Julia Hanson
Photographie Guy Ryecart
Illustrations Isabel Rayner, Andrew Kulman, Mark Jamieson,
Michaela Blunden, Paul Collicutt, Olivia Rayner, Jackie Harland

Imprimé à Vicenza/Italie

ISBN : 2-84445-090-3

L'éditeur désire remercier pour leur contribution iconographique :
Dean Conger/Corbis, p 19; Elizabeth Whiting Associates, p 31; Julia Hanson, p 49;
Image Bank, pp 15, 51; et Zefa, pp 6, 7, 9, 15, 34/5, 46, 7, 48/50.

Bright Ideas, Lewes, East Sussex

On peut contacter Lillian Too sur le Réseau
http://www.asiaconnect.com.my/lillian-too
http://www.dragonmagic.com

Lillian Too's email addresses are
ltoo@dragonmagic.com
ltoo@popmail.asiaconnect.com.my

SOMMAIRE

QU'EST-CE QUE LE FENG SHUI ?

UNE INTRODUCTION AU FENG SHUI POUR LA SANTE

風水

Le feng shui est la pratique qui permet de créer l'harmonie dans votre environnement, afin de réaliser le bonheur, la réussite et la bonne santé. Il est fondé sur des concepts chinois abstraits au sujet de la relation entre le genre humain et l'univers. Cela requiert l'intégration de la pensée cosmologique avec les philosophies exposées dans les textes anciens, tels que le I Ching, et l'interprétation d'anciens symboles importants, comme le Pa Kua octogonal et la grille Lo Shu à neuf secteurs. Le feng shui cherche à créer des environnements abondamment pourvus de force vitale, que les maîtres de feng shui appellent Sheng Chi, ou, poétiquement, souffle cosmique du dragon.

Quand le Sheng Chi circule sans heurt dans toutes les choses vivantes ou inertes de la maison, il en résulte des événements productifs et heureux. Les occupants de la maison bénéficieront du souffle bienveillant du dragon; la chance entre dans le foyer, les revenus augmentent et la carrière professionnelle progresse sans heurt. Les relations seront heureuses, et le bien-être personnel des personnes qui résident dans la demeure sera assuré. Tout cela est la conséquence de la circulation constante de la bonne énergie qui étreint le foyer.

Le blocage du sheng chi conduit au résultat opposé. Et pire encore, être frappé par le Shar Chi, le souffle-qui-tue, aura pour conséquence un maheur considérable. Cela se manifeste, pour les occupants de la maison, par de graves maladies chroniques, des pertes financières et des querelles constantes. La vie devient alors déséquilibrée et malheureuse.

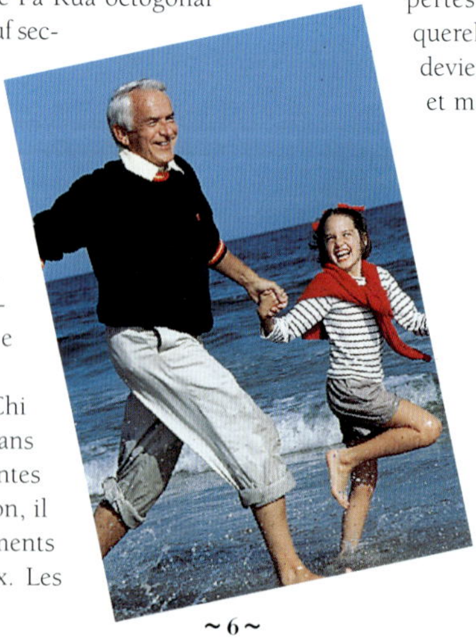

Quand le sheng chi circule sans heurt, le mental et le corps sont remplis d'énergie, et toutes les relations sont en harmonie.

LE CONCEPT DE CHI

Le concept abstrait du chi pénètre toutes les branches de la pratique traditionnelle chinoise. Le chi n'a pas de forme, de contour, il est invisible - mais grâce à lui, toutes choses sur terre, qui influent sur le bien-être des gens, se manifestent. La dégradation physique est la désintégration graduelle du chi, et la mort est son absence totale.

Les pratiques chinoises traditionnelles, que ce soit le feng shui, l'acupuncture ou le Chi Kung, se vouent toutes à la protection et à l'alimentation du chi, tant extérieurement qu'intérieurement. Le Chi Kung enseigne que l'alimentation du chi au moyen d'exercices intérieurs, fournit efficacement santé et longévité. De même, la protection du chi à l'intérieur du foyer mènera à l'harmonie, la prospérité et la longévité.

Ces idées se fondent sur la croyance selon laquelle toutes les choses de l'univers, animées ou inanimées, possèdent du chi. Chaque pièce, chaque maison, chaque bâtiment - tous les espaces naturels et artificiels - est censé contenir l'énergie, qui a sa propre forme unique de chi. Dans l'environnement, la qualité du chi est affectée par la nature du terrain - montagnes, collines, et rivières - tandis que dans la demeure, la qualité du chi varie en fonction de son orientation, des choses qui se trouvent dans chaque pièce, ainsi que de leur disposition et leur arrangement réciproque. Ainsi, l'analyse de la topographie est importante pour l'évaluation du feng shui extérieur et l'examen de l'orientation de la maison, et la disposition du mobilier a la plus haute importance dans le feng shui intérieur.

L'emplacement des entrées, des sorties, des portes et des fenêtres affecte la qualité du chi: selon cette disposition, le chi sera vivant, frais, et plein d'énergie, ou bien, en revanche, stagnant et fatigué, hostile ou nuisible. Les portes, surtout les principales, sont particulièrement importantes dans la pratique du feng shui.

Les coins et le centre d'une pièce ont de grandes variations quant au type du chi. Cela reflète l'influence des cinq éléments, l'un des fondements de la tradition chinoise. Toutes choses sur terre sont classées en fonction des cinq éléments, des directions et localisations données par la boussole, aux divers organes du corps, des saisons aux chaînes de montagnes. Ainsi, il y aura un chi feu, un chi eau, un chi métal et un chi bois. Ces types de chi affectent les différents aspects de la condition humaine, et leur activation subtile représente l'une des dimensions les plus intéressantes de la pratique du feng shui.

LE POINT DE VUE CHINOIS SUR LA SANTE ET LA LONGEVITE

La longévité et la santé préoccupent les Chinois depuis des temps immémoriaux. La pratique traditionnelle chinoise abonde en doctrines et techniques qui concernent cet aspect de la vie humaine. Il y a de nombreuses légendes et histoires populaires qui décrivent la recherche de l'immortalité. On dit que les princes des anciens temps envoyèrent des émissaires dans tout le royaume, en quête de l'élixir qui leur donnerait la vie éternelle. La tradition dit que l'empereur Huang Ti envoya trois mille garçons et filles, tous vierges, sur un navire voguant sur la Mer Orientale, pour chercher les îles où poussait la pêche d'immortalité. Il va sans dire que nul n'entendit plus parler d'eux, et certains en font les ancêtres des actuels Japonais. Il y a aussi beaucoup de légendes populaires associées aux aventures des Huit Immortels, personnages vénérés comme saints, et qui sont présents dans la plupart des foyers chinois, sous forme de dessins ou de figurines de porcelaine ou de métal, symbolisant la longue vie pour les résidants du foyer.

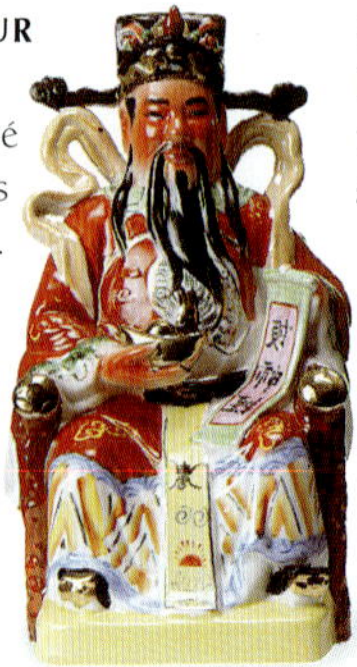
Le panthéon chinois comprend de nombreux dieux de la longévité.

Tout au long des siècles, cependant, la recherche de l'immortalité céda la place à des buts plus "réalistes" et, finalement, des techniques pouvant être pratiquées pour allonger la durée de vie furent créées. Ces techniques avaient pour fondement la doctrine chinoise du Chi. Les vieux sages affirmèrent que le chi non seulement était présent dans l'environnement naturel, mais qu'il était aussi la force qui fondait la vie elle-même, si bien que le corps physique est dit "vivant" à cause de la présence du chi. En outre, quand il y a une harmonie totale entre le chi environnemental et le chi humain, une longue et heureuse vie s'ensuit.

De là, si le chi humain est fort et équilibré, la santé du corps humain sera excellente, mais que si le chi est bloqué, il y aura maladie. Quand le chi est "éteint", c'est la mort.

LONGÉVITÉ

Le feng shui a pour dessein de générer une atmosphère propice à une bonne santé, qui permet toujours d'atteindre un âge avancé. La longévité était considérée comme une composante très importante d'une bonne destinée. Etre à même de faire mûrir la récolte du travail d'une vie, rester en vie pour voir sa descendance se marier et connaître le succès, profiter de ses petits-enfants, et voir la lignée familiale se perpétuer, ce sont des manifestations de ce genre de bonne destinée. Aussi, les emblèmes de longévité abondent dans la galerie de symboles chinois, et les dieux de la longévité sont à l'honneur dans le panthéon chinois.

Cette façon de considérer la santé donna naissance au développement de différentes disciplines comprenant des séries diverses de mouvements destinées à exercer tant les muscles que les cinq organes vitaux internes. Les organes sont assimilés aux cinq éléments: le coeur est l'élément feu, les poumons, l'élément métal, les reins, l'élément eau, le foie, l'élément bois, et la rate, l'élément terre. Des exercices, comme le Chi kung, le Taï Chi Chuan, et les méthodes taoïstes de revitalisation, destinés à créer un équilibre harmonieux des énergies dans ces organes, sont encore pratiqués de nos jours.

De nombreuses méthodes de méditation furent aussi conçues, qui se vouèrent à l'amélioration de la circulation et à la suppression des blocages, tant mentaux que physiques, qui sont cause de maladie. On croit que, de même que l'obstruction du chi dans l'environnement est préjudiciable, quand si sa circulation est bloquée dans le corps, des douleurs et des affections s'ensuivront.

Les Chinois conçurent aussi des méthodes de respiration destinées à attirer plus d'énergie vitale dans le corps, à travers des points situés le long des méridiens, un réseau de canaux véhiculant le chi dans tout le corps. La respiration énergétique est considérée comme une composante essentielle du processus curatif, considérablement amélioré s'il y a un lien entre cette énergie intérieure et celle qui imprègne l'environnement.

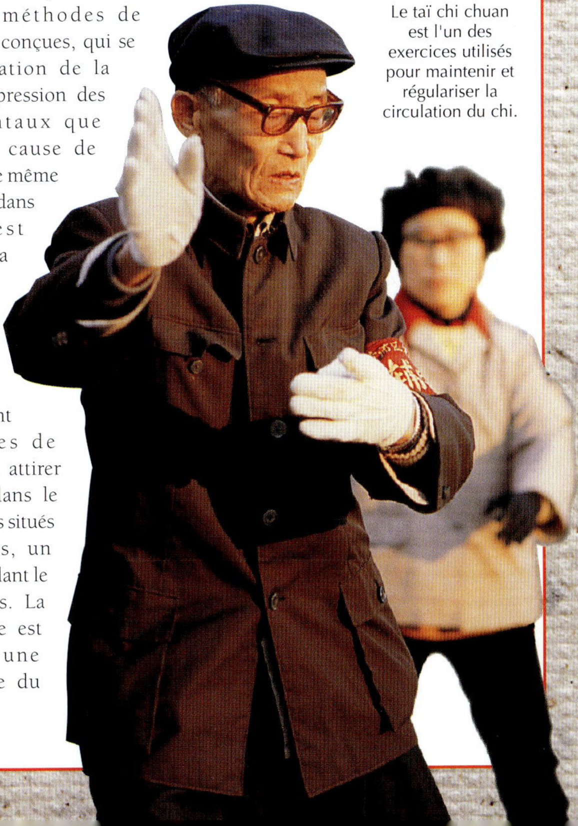

Le taï chi chuan est l'un des exercices utilisés pour maintenir et régulariser la circulation du chi.

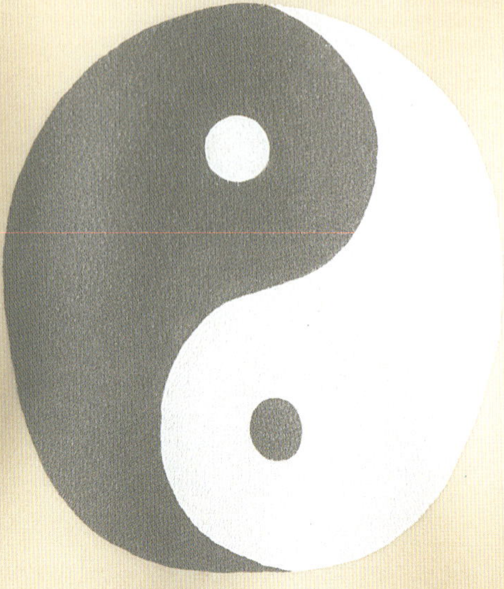

L'énergie yang représente les régions extérieures du corps et la chaleur. L'énergie yin représente les organes internes du corps, et le froid. Le yin et le yang contiennent chacun un noyau de l'autre.

LES ENERGIES YIN ET YANG DANS LA MALADIE

Les textes classiques sur les remèdes traditionnels et phytothérapiques décrivent habituellement la maladie du point de vue du yin et du yang. La maladie est considérée comme causée par un excès d'énergie yin ou d'énergie yang.

Un excès de yin ou de yang dans l'atmosphère ou la nourriture que nous mangeons, a pour conséquence l'attaque du corps par des énergies antagonistes. Ces énergies hostiles de l'environnement sont l'"atmosphère". Quand elles entrent en opposition avec l'énergie du corps humain, il y a conflit entre deux ensembles d'énergies contraires, et la maladie est souvent la conséquence de cette lutte. Pour que les résidants d'un espace de vie jouissent d'une bonne santé, les énergies de cet espace doivent s'harmoniser avec celles des corps physiques qui l'occupent.

Le "vent" est décrit comme une énergie yang hostile. Il est considéré comme la cause principale de différents types de maladie, y compris le rhume commun. Les Chinois attribuent souvent la cause d'un grand nombre de maladies au vent, et, ainsi, ils les traitent en frottant ce qui est appelé "huile de vent" (un exemple en est le "baume du tigre") autour des orifices supérieurs du corps (nez et nombril).

"L'eau de vent" est une forme plus grave d'énergie yang hostile. C'est quand le vent n'a pas été correctement traité, et qu'il est parvenu à pénétrer dans le corps. C'est une situation dangereuse, parce que l'énergie yang hostile a atteint ainsi les régions intérieures du corps - les organes internes, qui représentent l'énergie yin du corps. Les symptômes qui reflètent cette affliction, et la maladie qui en est la conséquence, nécessiteront un traitement spécialisé avec des remèdes phytothérapiques ou d'autres soins, et les services d'un sin seh (médecin).

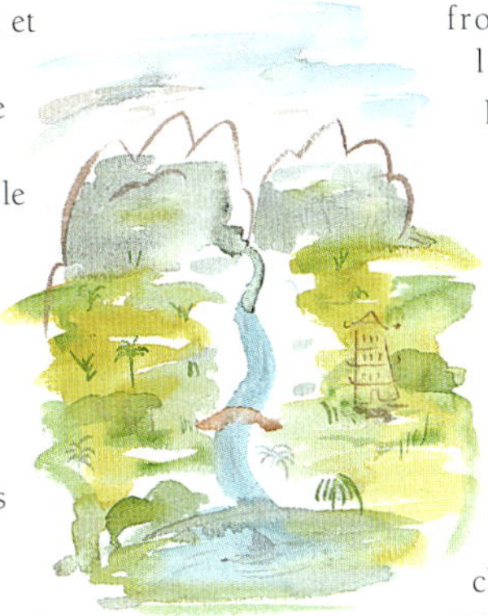

Les énergies yin et yang doivent être maintenues en équilibre pour garder un environnement sain.

L'énergie yang hostile peut être due à un excès d'énergies yang, soit dans le corps, à cause de l'absorption excessive de nourriture yang (chauffante), soit dans l'environnement, à cause d'un feng shui déséquilibré. Cette situation est fréquente au cours des mois d'été, quand une combinaison de chaleur et d'humidité détraque l'équilibre essentiel du yin et du yang dans l'atmosphère.

L'énergie yin nuisible prévaut au cours des mois d'hiver. Le froid est très préjudiciable à l'énergie yang, qui circule dans les régions superficielles du corps. Ainsi, quand le yin froid attaque le corps, l'énergie yang est la première atteinte. Si l'énergie yin vainc l'énergie yang, les pores de la peau sont obstrués, et la chaleur du corps ne peut s'échapper, s'accumulant ainsi dans le corps.

Le diagnostic chinois fait aussi la distinction entre chaleur estivale yin et chaleur estivale yang, et entre froid hivernal yin et froid hivernal yang. Les différences sont subtiles, et la compréhension correcte de ces nuances de diagnostic requiert une analyse précise de la médecine chinoise. Pour ce qui est de notre propos, il suffit de noter qu'un équilibre de yin et de yang doit être maintenu si nous souhaitons créer une atmosphère remplie d'énergie curative, dans laquelle la maladie aura du mal à se frayer un passage.

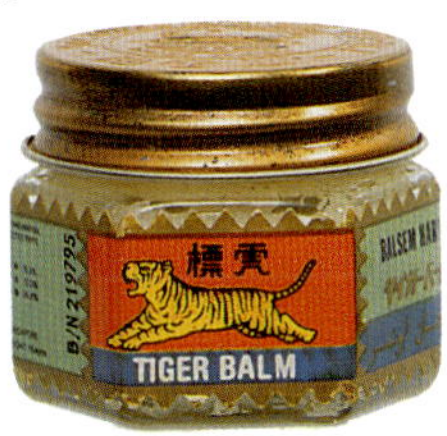

Les remèdes phytothérapiques chinois sont utilisés pour traiter l'énergie yang hostile.

FENG SHUI POUR LA SANTÉ

UTILISER LE PA KUA

八卦

L'activation de l'influence favorable à la longévité et à la santé commence avec la compréhension du symbole du Pa Kua, qui est l'instrument le plus important de la pratique du feng shui.

Dans l'Arrangement du Ciel Antérieur, le Pa Kua est considéré comme un puissant instrument protecteur, et de le suspendre simplement au-dessus de la porte principale à l'extérieur de la maison est censé être suffisant pour détourner toute énergie hostile qui peut menacer la demeure et ceux qui l'habitent.

Mais le Pa Kua est aussi un instrument de référence pour l'analyse. L'emblème octogonal correspond aux quatre points cardinaux de la boussole, et aux quatre directions intermédiaires. En outre,

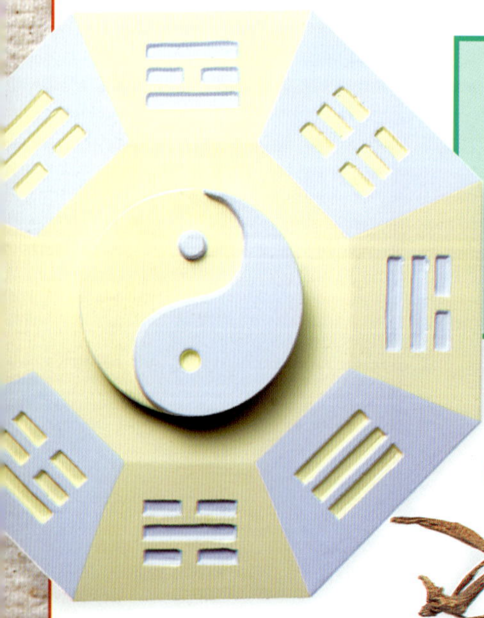

L'ARBRE DE VIE

Présent aussi dans d'autres cultures, l'Arbre de Vie est souvent représenté sur les tapis. C'est un objet qu'il convient de placer à l'est, pour symboliser le trigramme Chen.

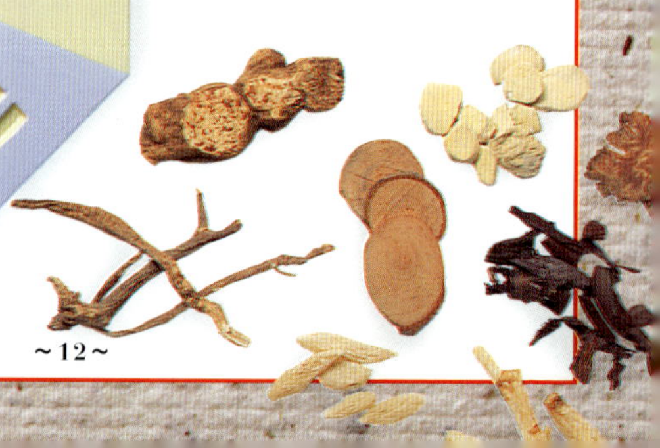

chaque côté a des symboles inscrits dans des anneaux concentriques, ainsi qu'un trigramme spécifique, qui donnent une grande signification au Pa Kua. Les trigrammes sont des symboles constitués de trois lignes parallèles, qui peuvent être des lignes continues, yang, ou des lignes discontinues, yin. Les trigrammes tirent leur signification de leurs relations mutuelles. Le Pa Kua de l'Arrangement du Ciel Postérieur est utilisé pour analyser l'espace de vie, et corriger un déséquilibre du yin et du yang.

LA DIRECTION EST

Chen est le trigramme de croissance qui représente la bonne santé. Selon l'Arrangement du Ciel Postérieur, il est placé à l'est. C'est le secteur, dans un logis ou une pièce, qui représente la bonne santé pour la famille. Si ce secteur a un bon feng shui, les membres de la famille, spécialement la personne qui gagne l'argent de la maisonnée, jouiront d'une santé excellente et atteindront un âge avancé. Si ce secteur a un mauvais feng shui, toutes sortes de maladies écherront aux membres de la famille, qui seront atteints tour à tour. La personne qui gagne l'argent de la famille ne bénéficiera pas non plus d'une influence favorable à la longévité, à moins que l'horoscope n'indique avec force une longue vie.

Le feng shui de la santé commence ainsi avec l'examen du secteur est de la pièce ou de la demeure, et, en particulier, de la signification du trigramme Chen.

CHEN

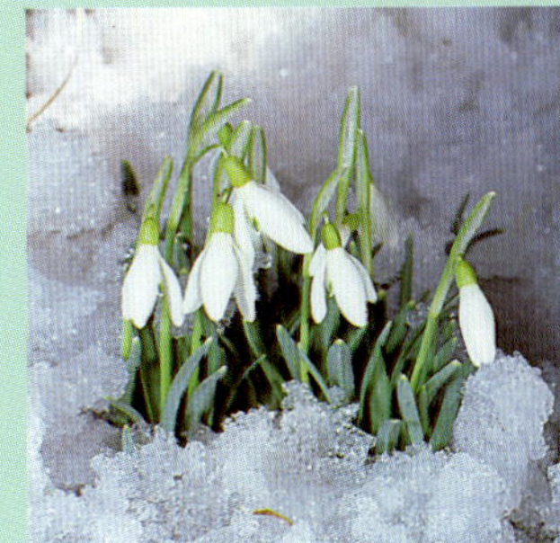

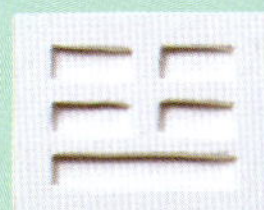

Ce trigramme représente le fils aîné. Il a deux lignes yin au-dessus d'une ligne continue yang. Chen signifie aussi printemps, qui est la saison de la croissance. Dans le langage du I Ching, ou *Livre des Mutations*, Chen est mis pour "éveiller", caractérisé par les grands coups de tonnerre éclatant dans le ciel printanier, réveillant les créatures en hibernation, et faisant tomber la pluie donneuse de vie. Chen est un trigramme heureux, qui suggère aussi le rire et le bonheur. Il a une grande force et une grande énergie.

Le fait qu'il signifie "croissance " et "énergie" le rend représentatif de la vie même. L'activation du secteur qui héberge ce trigramme attire les saines énergies de croissance. La direction est l'est, et l'élément est le grand bois, qui suggère les arbres plutôt que les buissons, un vert profond plutôt qu'un vert clair, et de grosses "structures" (meubles) en bois, plutôt que de petits objets (ornements) de bois.

CYCLE PRODUCTIF

L'illustration montre le cycle productif des cinq éléments - terre, métal, eau, bois et feu. L'eau, l'élément qui produit le bois, est en position positive par rapport à l'élément bois, et contribue ainsi à énergétiser le bois, qui est associé à la santé et aux relations familiales.

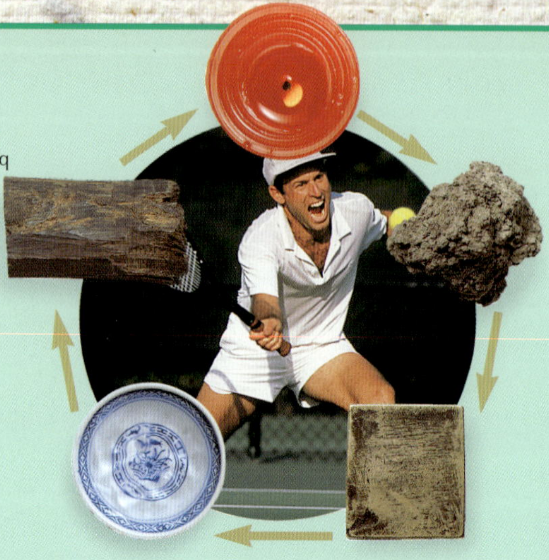

APPLIQUER L'ANALYSE DES CINQ ELEMENTS

La meilleure façon d'énergétiser l'est, et ainsi d'énergétiser l'influence favorable à la santé, c'est d'appliquer la doctrine des cinq éléments. Selon les textes classiques, toutes les choses de l'univers, qu'elles soient tangibles ou intangibles, appartiennent à l'un des cinq éléments. Ce sont le feu, le bois, l'eau, le métal et la terre. Ils sont en interaction, dans des cycles productifs et destructifs sans fin. L'application de l'analyse élémentale au feng shui exige une compréhension de la façon dont les cycles opèrent.

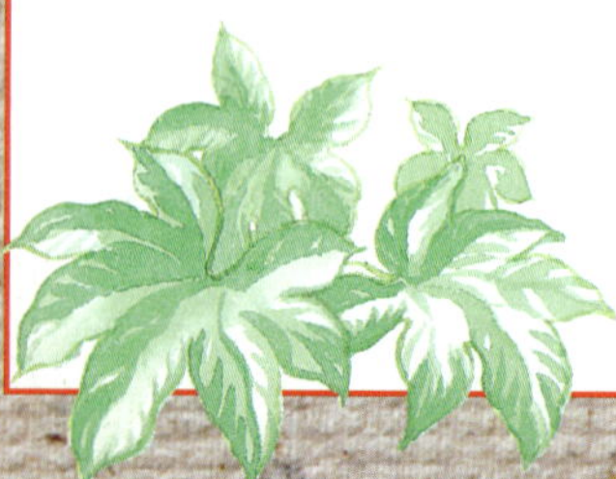

L'ELEMENT BOIS

L'élément du secteur est le bois, symbolisé principalement par les plantes. Identifier l'élément correspondant pour activer est une partie essentielle de l'application. Cela signifie que placer une plante saine à l'est activera une excellente influence favorable à la santé pour les résidents du foyer. En outre, à partir des cycles montrés ici, vous verrez plusieurs autres attributs de l'élément bois.

- Le bois est produit par l'eau, aussi l'eau est-elle bonne pour lui.
- Le bois produit le feu, aussi le feu l'épuisera-t-il.
- Le bois est détruit par le métal, aussi le métal sera nuisible pour lui.
- Le bois détruit la terre, aussi la terre est-elle écrasée par lui.

CYCLE DESTRUCTIF

L'illustration montre le cycle destructif des cinq éléments. Le bois est subjugué par le métal, l'élément qui détruit le bois. Cela signifie que le bois, qui est associé à la santé et aux relations familiales, n'est pas renforcé.

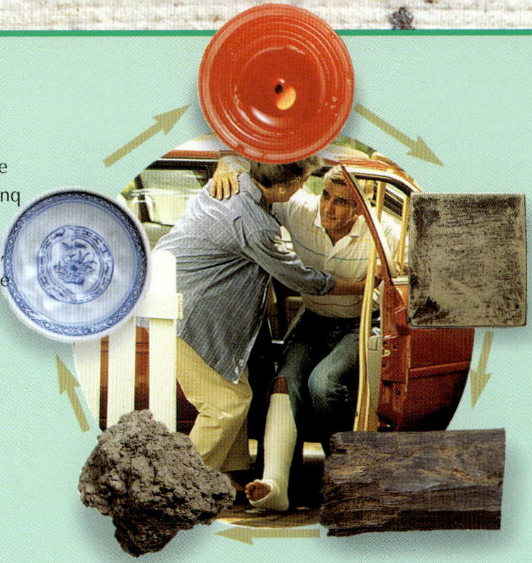

A partir de ces attributs, nous savons que pour renforcer les éléments de l'est, nous pouvons utiliser tous les objets qui symbolisent le bois et l'eau, mais que nous devons soigneusement éviter tout ce qui appartient à l'élément métal. Si l'on va plus loin, on voit que l'est est représenté par le grand bois. Cela suggère que les forces intangibles du bois dans ce secteur sont fortes, puissantes, et qu'elles ne sont pas facilement assujetties. Le grand bois suggère une croissance très forte.

Le bois est le seul des cinq éléments qui soit vivant et capable de se reproduire lui-même. Cela implique que les énergies yang de son secteur, bien qu'elles ne soient pas immédiatement perceptibles, sont néanmoins fortes. Cela est suggéré avec éloquence par les lignes du trigramme où la ligne yang continue se trouve sous deux lignes yin. L'utilisation d'objets de bois peut ainsi être aussi efficace que celle des plantes pour énergétiser ce secteur.

LE DRAGON VERT

Parce que l'est est la demeure du Dragon Vert, il est bon de placer dans ce secteur un dragon décoratif de bois ou de porcelaine.

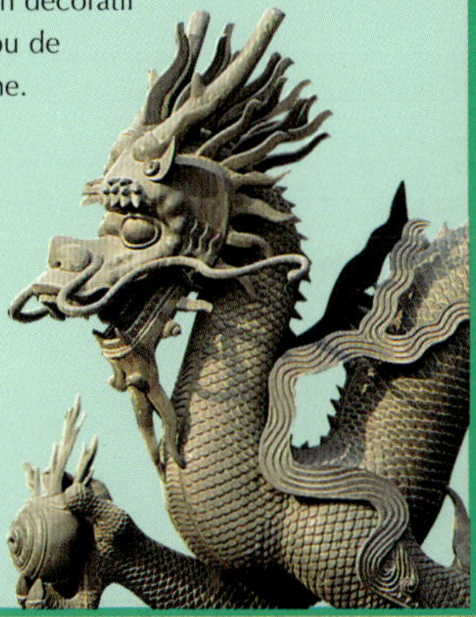

ENERGETISER L'ELEMENT BOIS

Chacun des cinq éléments est activé par la présence d'objets appartenant au même groupe. Les plantes, surtout celles qui sont luxuriantes, saines - et bien entretenues - sont peut-être les symboles les plus propres à représenter l'élément bois du secteur est de santé.

Idéalement, il faudrait des plantes vivantes, mais les plantes artificielles en

Si vous avez la chance d'avoir un terrain autour de votre maison, faites pousser un bouquet de bambous dans le secteur est de votre jardin. Le bambou est l'un des symboles chinois de longévité et de force les plus populaires. Toute variété convient, mais entretenez-les de saison en saison.

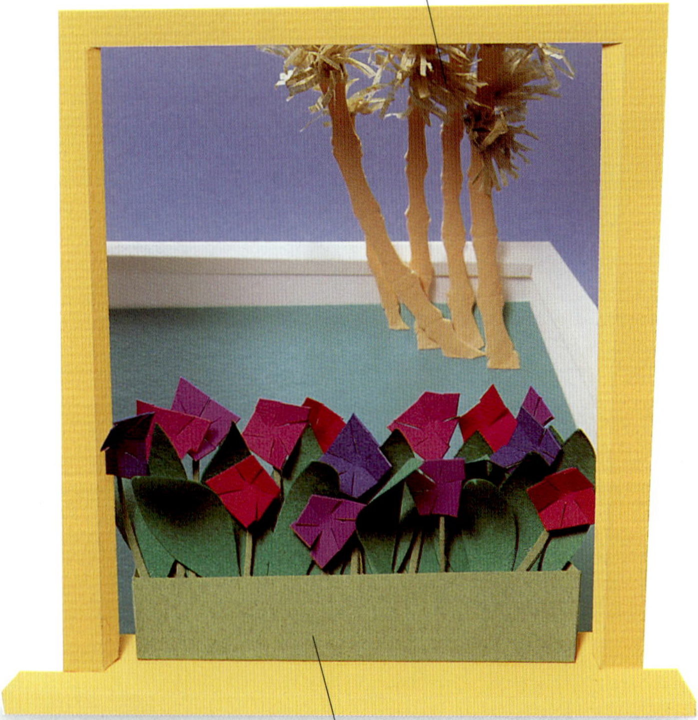

Plantez une jardinière de plantes fleuries s'il y a une fenêtre au secteur est de la pièce que vous souhaitez activer. Cela attirera une saine énergie yang dans la pièce.

soie ressemblantes sont aussi très efficaces. Il faut se garder d'utiliser des plantes sèchées ou des plantes artificielles qui semblent mortes, ou ont ramassé tant de poussière qu'elles évoquent une triste stagnation d'énergies. Les plantes artificielles qui représentent une plante en hiver sont également inefficaces. L'idée est de symboliser des plantes croissant sainement - l'état dans lequel elles sont au printemps.

Vous pouvez placer aussi une petite plante sur une table dans le secteur est si la pièce est petite. En feng shui, ayez toujours présent à l'esprit la nécessité d'équilibre. Il ne faut pas activer un élément avec excès.
Ainsi, des plantes placées dans une pièce ne doivent jamais l'écraser.

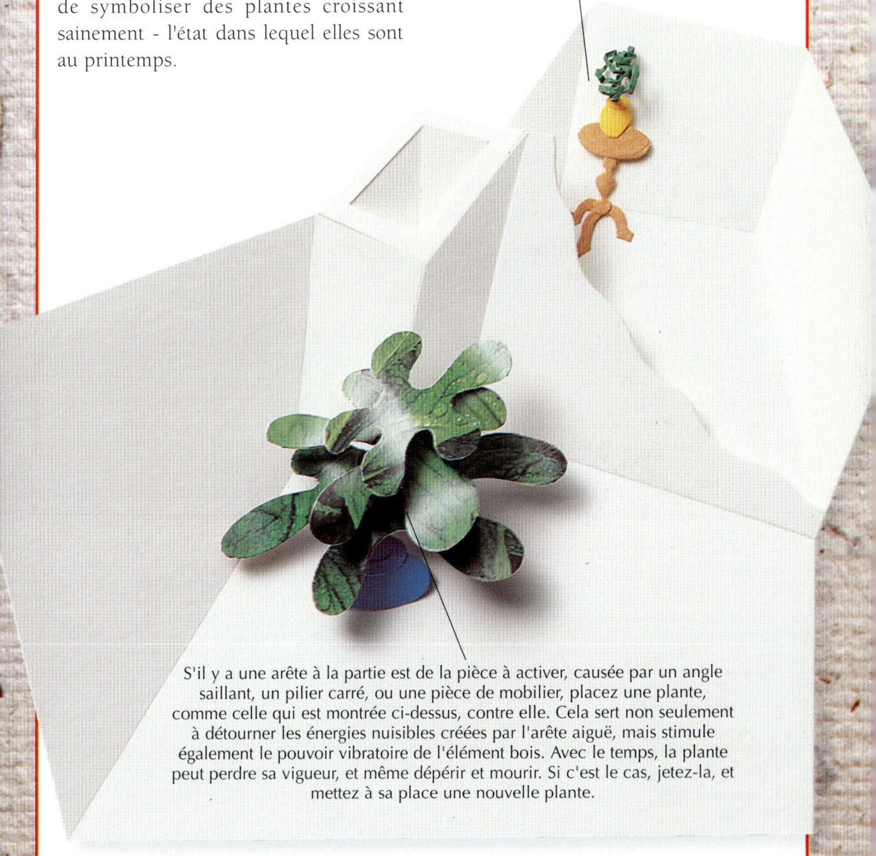

S'il y a une arête à la partie est de la pièce à activer, causée par un angle saillant, un pilier carré, ou une pièce de mobilier, placez une plante, comme celle qui est montrée ci-dessus, contre elle. Cela sert non seulement à détourner les énergies nuisibles créées par l'arête aiguë, mais stimule également le pouvoir vibratoire de l'élément bois. Avec le temps, la plante peut perdre sa vigueur, et même dépérir et mourir. Si c'est le cas, jetez-la, et mettez à sa place une nouvelle plante.

EXPOSER DES SYMBOLES DE LONGÉVITÉ

Dans le panthéon des divinités chinoises, Sau, le dieu de la longévité, est peut-être l'un des plus populaires. Il est l'un des trois dieux principaux souvent utilisés ensemble dans les foyers chinois. Ces déités sont rarement réellement adorées. Leur présence dans un foyer chinois est destinée à créer les énergies associées à leur présence symbolique. Sau lui-même est aussi souvent exposé tout seul, pas nécessairement dans le secteur est de la pièce, bien que ce soit une bonne idée. Sau peut être placé aussi face à la porte principale pour attirer les saines vibrations de longévité dans la maison.

Le dieu de la longévité est représenté comme un vieil homme souriant avec un large front. Il tient un bâton, et il est souvent représenté en compagnie d'un daim (un autre symbole de longévité) et avec quelques pêches (le fruit de longévité). Il est très facile de trouver une figurine de Sau dans les supermarchés chinois de nombreuses cités occidentales, et si vous vous rendez en Chine, à Hong Kong ou à Taïwan, profitez de l'occasion pour faire l'acquisition d'une statue de cette divinité. Il confère une chance considérable, et ses sataues sont en bois ou en ivoire, en bronze, ou en céramique. Sau est aussi peint sur des vases de céramique, et il est un sujet populaire de la peinture chinoise. Il est considéré comme extrêmement approprié d'offrir le dieu de la longévité pour célébrer l'anniversaire de la personne qui gagne l'argent de la famille. Un tel cadeau signifie un souhait de longue vie.

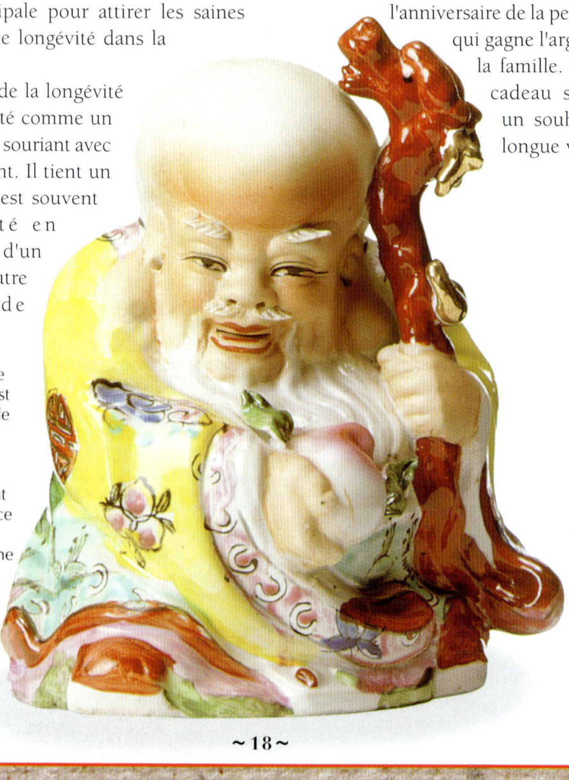

Sau, le dieu de la longévité, est présent dans de nombreuses demeures chinoises. Les Chinois croient que sa présence les aidera à bénéficier d'une vie longue et saine.

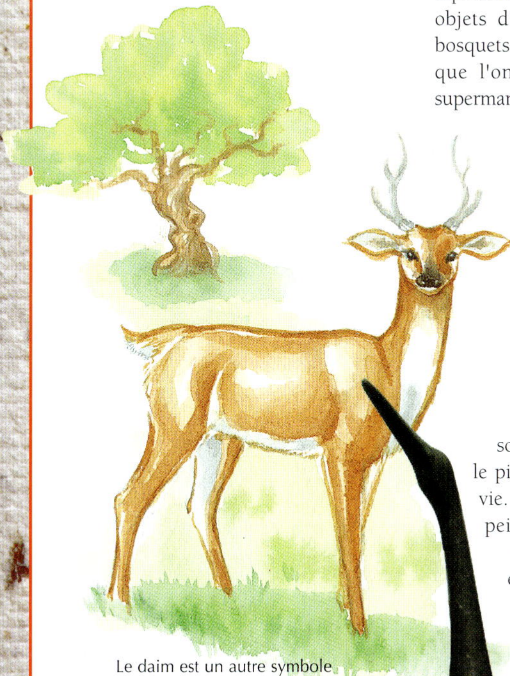

Le daim est un autre symbole de longévité. Il est souvent représenté avec le dieu chinois Sau.

LA PÊCHE, LE DAIM ET LA GRUE

La pêche a une place importante dans toutes les histoires et légendes chinoises d'immortalité. On croit que le pêcher qui porte le fruit d'immortalité se trouve dans le jardin de la reine de l'Ouest, Hsi Wang Mu. Les Huit Immortels sont censés l'avoir volée dans le jardin et y avoir goûté.

Le pêcher est aussi considéré comme une plante favorable, et il est souvent représenté dans des tableaux et par des objets d'art. Il est bon d'exposer des bosquets de pêchers décoratifs de jade, que l'on trouve facilement dans les supermarchés chinois. Le daim est presque toujours représenté avec le dieu de la longévité, mais on trouve aussi des statuettes de daim en bois. Ce symbolisme du daim vient de son association étroite avec Sau. Les grues de longévité ont un front rouge. Elles sont presque toujours représentées en bandes, volant ou debout dans l'eau, une patte repliée. Les grues sont aussi souvent dessinées avec le pin, un autre symbole de longue vie. Si vous pouvez acquérir une peinture de ces beaux oiseaux, suspendez-la dans le secteur est.

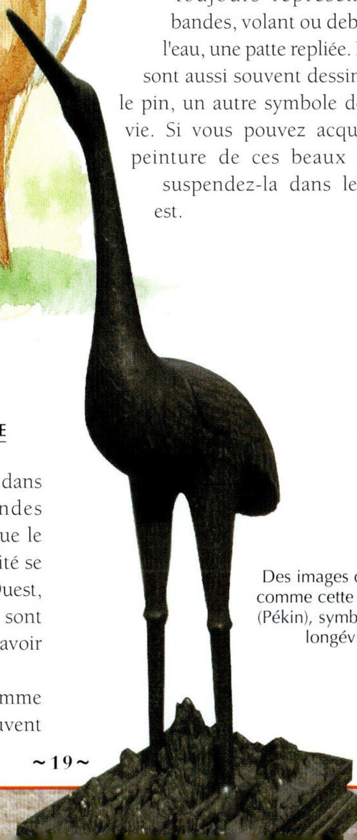

Des images de grues, comme cette sculpture (Pékin), symbolisent la longévité.

LES EXERCICES DE SANTÉ DES ANIMAUX CÉLESTES

天獸

L'orientation de votre demeure en fonction des principes du feng shui peut être complétée efficacement par les exercices simples de respiration exposés par les maîtres de Shaolin et de Tai Chi. Les mouvements de ces exercices ont été conçus pour permettre au corps humain de créer le souffle vital, appelé chi. Beaucoup sont très simples, et leurs noms sont ceux des animaux célestes, le dragon, le tigre, le phénix et la tortue, et, pour les entités de longévité, le daim et la grue. L'Exercice de la Tortue se trouve dans les deux catégories, et est présenté p.25.

Chacun peut utiliser des exercices pour l'obtention d'états physiques et émotionnels équilibrés. Cependant, s'il y a un problème spécifique concernant un organe interne, choisissez l'exercice approprié, selon la théorie des cinq éléments, pour apporter de l'énergie curative à l'organe concerné. Le coeur relève de l'élément feu, les poumons du métal, le foie du bois, et la rate et l'estomac de l'élément terre.

Cet exercice concerne l'élément feu, il est excellent pour créer des énergies curatives dans la rate, l'estomac, et tous les muscles du corps. Ils représentent l'élément terre. L'exercice aide aussi à venir à bout du sentiment de colère, d'angoisse et d'hostilité, et il renforce le coeur. La méthode est forme libre et détente. Gardez la posture aussi longtemps que vous le pouvez, et répétez l'exercice plusieurs fois. La durée recommandée, c'est une demi-heure chaque matin. Vous sentirez vos paumes vous picoter légèrement et, au

---

C'est la seconde étape de l'exercice du dragon. C'est aussi excellent pour "allumer" vos ambitions et vous motiver, mais d'une façon très détendue, sans tension. La méthode est très simple et comprend des cycles de respiration. Faites neuf cycles.

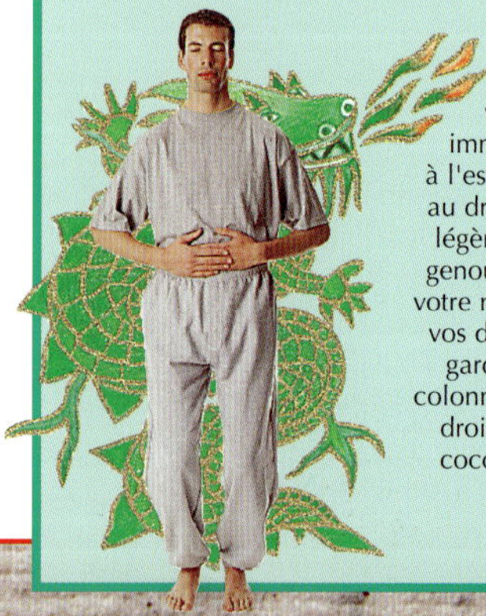

1. Tenez-vous debout immobile, face à l'est, et pensez au dragon. Pliez légèrement vos genoux, et tenez votre nombril avec vos deux mains, gardant votre colonne vertébrale droite, et votre coccyx rentré.

L'EXERCICE DU DRAGON RELAXÉ

1. Tenez-vous debout, les pieds écartés de la largeur des épaules. Faites quelques respirations profondes, et visualisez-vous comme un dragon.

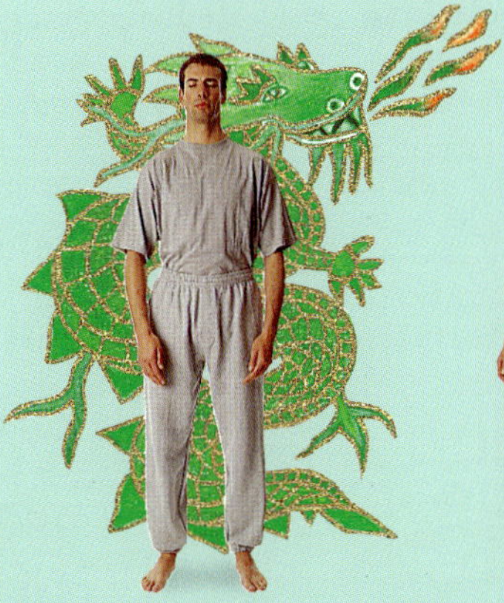

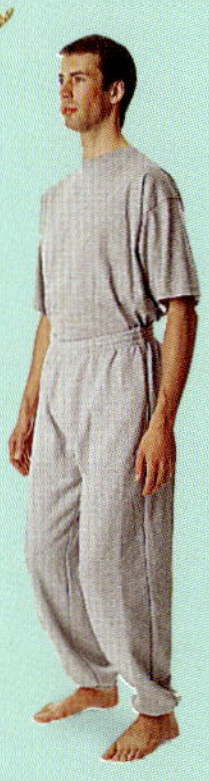

2. Pliez très légèrement vos genoux, gardez la colonne vertébrale droite, et rentrez votre coccyx. Laissez vos bras pendre librement à vos côtés, les paumes vers l'intérieur. Respirez normalement, laissez la bouche détendue, et touchez doucement votre palais avec le bout de votre langue. Tenez-vous ainsi aussi longtemps que vous le pouvez.

bout de dix minutes, le chi remonter vos mains. Avec le temps et la pratique, le chi descendra au tan tien, dans la région du nombril, où est emmagasiné le chi de tout être humain. Cet exercice est la première étape de nombreux types différents d'arts martiaux chinois.

L'EXERCICE DE RESPIRATION DU DRAGON

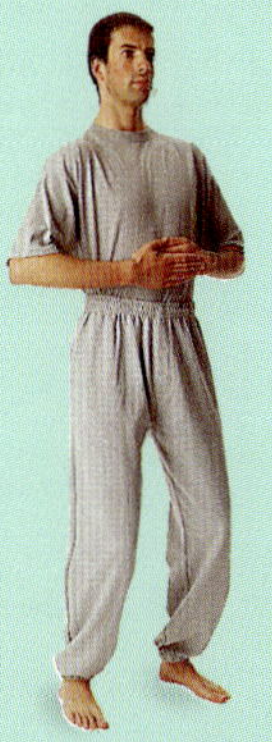

2. Avec votre main gauche sur votre estomac, et la paume droite recouvrant le dos de la main gauche, inspirez avec les narines, et sentez le souffle pénétrer dans votre estomac. Faites cela très lentement.

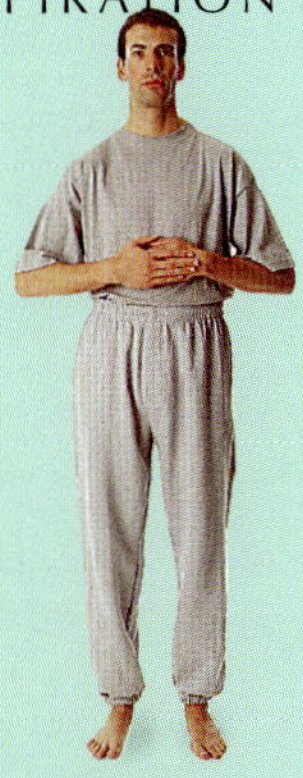

3. Sentez votre estomac se dilater et se tendre comme un tambour ou un ballon.

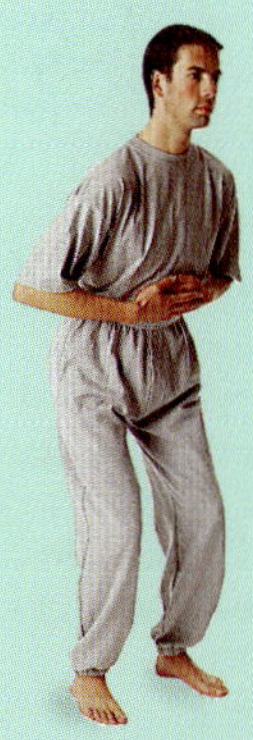

4. Quand vous êtes arrivé au bout de votre inspiration, penchez-vous en avant de 15 ou 25°, et expirez lentement, comme vous avez inspiré. Expirez jusqu'à ce que votre estomac soit vide. Redressez-vous. Voilà un cycle de respiration.

L'EXERCICE DU PHENIX VOLANT

Cet exercice est associé à l'élément métal, et est utile pour vaincre la mélancolie et la dépression, lesquelles, si on n'en vient pas à bout, peuvent conduire à des problèmes pulmonaires. Le phénix a, dit-on, la capacité de ressurgir de ses cendres et de s'élever sans effort vers les plus grandes hauteurs. Cet exercice encourage considérablement l'âme - soyez attentif au mouvement du chi quand vous l'accomplissez. C'est un merveilleux exercice, et vous sentirez des picotements dans vos mains au bout de quelques minutes. C'est l'énergie du chi qui s'assemble lentement dans vos paumes avant de se mouvoir vers l'intérieur, et de vous emplir d'un sentiment de bien-être. Il est recommandé de garder cette posture un quart d'heure chaque matin.

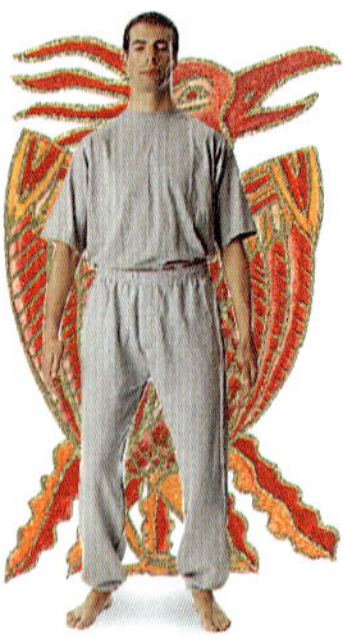

1. Tenez-vous debout immobile, gardant la colonne vertébrale droite, le coccyx rentré, les pieds écartés et les genoux légèrement pliés. Imaginez-vous comme un phénix.

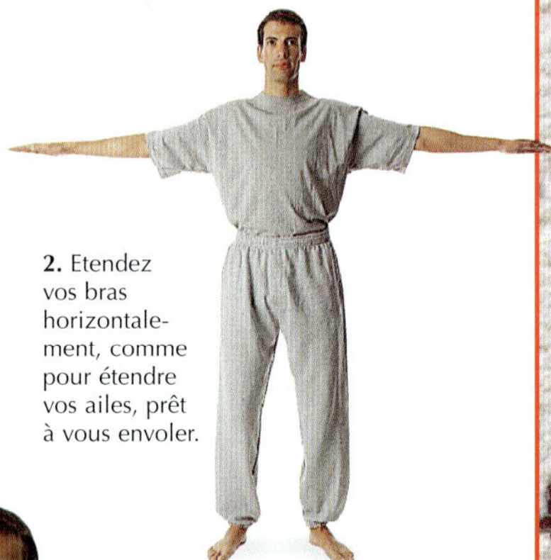

2. Etendez vos bras horizontalement, comme pour étendre vos ailes, prêt à vous envoler.

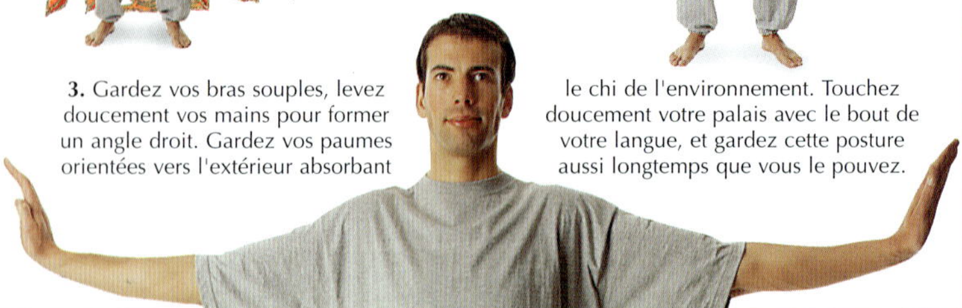

3. Gardez vos bras souples, levez doucement vos mains pour former un angle droit. Gardez vos paumes orientées vers l'extérieur absorbant le chi de l'environnement. Touchez doucement votre palais avec le bout de votre langue, et gardez cette posture aussi longtemps que vous le pouvez.

L'EXERCICE

La grue à tête rouge est un symbole populaire de longévité et les anciens croyaient que c'était la posture unique de l'oiseau - se tenir sur un pied et avoir l'autre patte repliée sous le ventre - qui lui donnait la capacité de survivre avec toutes sortes de régimes alimentaires. Ils étaient convaincus que la posture stimulait son estomac et ses organes internes, renforçant ainsi les systèmes digestif, respiratoire et circulatoire. Ainsi, l'exercice consiste à se tenir sur une jambe.

L'EXERCICE DU PHENIX HEUREUX

Il est aussi appelé le mouvement de cent ans, ou pak sau kung. Cet exercice est censé être bon pour la santé; ceux qui le font assidûment vivront cent ans. C'est un exercice très simple, et il faut seulement dix minutes pour l'accomplir.

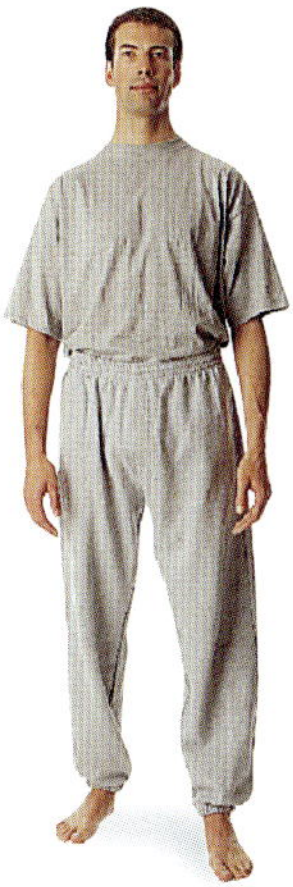

1. Tenez-vous de bout, droit, la jambe gauche avancée d'un demi-pas, et les pieds écartés de la largeur des épaules.

2. Les genoux légèrement pliés, la colonne vertébrale droite, et le coccyx rentré, tendez les deux bras devant, les paumes vers le bas.

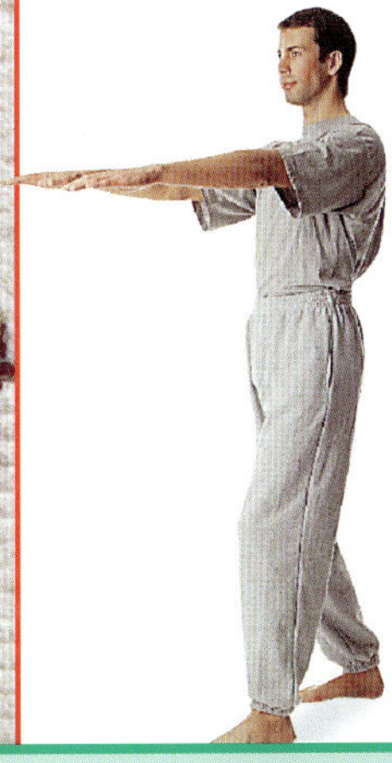

3. Penchez-vous vers l'avant et baissez-vous lentement de 20°, la colonne vertébrale toujours droite (non courbée). En même temps, balancez vos bras vers l'arrière, un peu comme pour vous préparer à plonger dans une piscine. Regardez vers le bas quand vous vous penchez en avant.

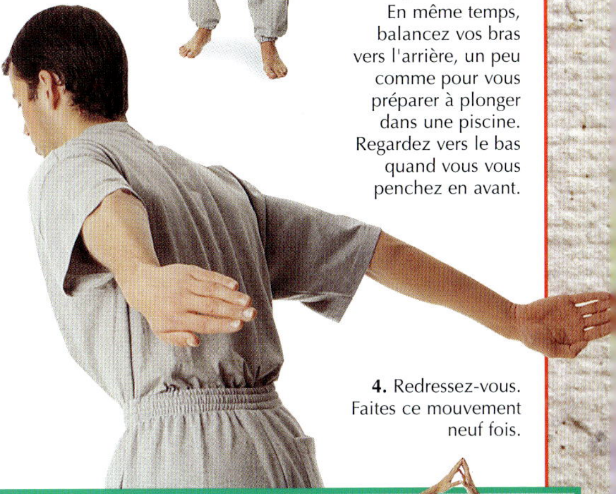

4. Redressez-vous. Faites ce mouvement neuf fois.

DE LA GRUE

1. Tenez-vous debout, les pieds joints, les orteils et les talons se touchant. Placez la plante d'un pied sur le mollet de l'autre jambe.

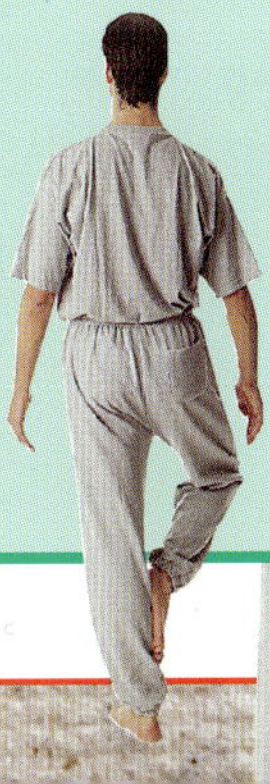

2. Glissez lentement le pied vers le haut, en direction de la partie antérieure de la cuisse. Puis lentement, levez les deux mains au-dessus de votre tête, inspirant ce faisant. Joignez vos mains et gardez cette position aussi longtemps que vous le pouvez.

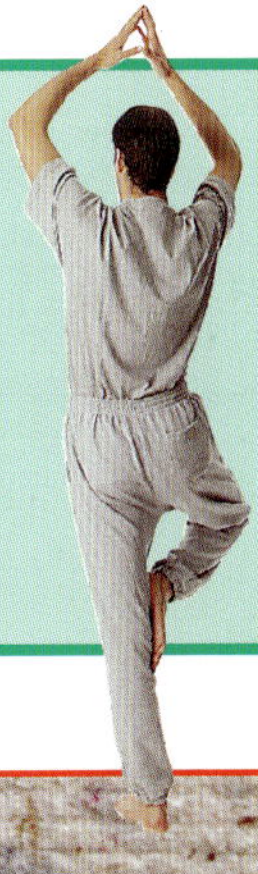

LA TORTUE MAGIQUE

La tortue est l'un des quatre animaux célestes dans la cosmologie du feng shui. Avec le dragon vert, le tigre blanc et le phénix rouge, le tortue noire occupe un important quartier qui définit symboliquement une excellente topographie feng shui. Comme les autres animaux célestes, la tortue est un important instrument feng shui.

La tortue est aussi très importante pour avoir manifesté le carré Lo Shu au monde. Une ancienne légende chinoise décrit comment les nombres du carré furent manifestés au genre humain sur le dos de la tortue qui émergea de la rivière Lo il y a des milliers d'années. Le carré Lo Shu est l'instrument qui permit de pénétrer les secrets du symbole du Pa Kua.

La tortue symbolise plusieurs merveilleux aspects de l'influence favorable qui rend la vie agréable, mais son attribut le plus marquant est d'être un symbole de longévité. Il y a une merveilleuse légende au sujet de la tortue, qui conte comment, avec un minimum de mouvement, elle conserve son énergie, réduit ses besoins vitaux et vit pendant mille ans.

La tortue symbolise aussi le soutien. Sa direction est en réalité le nord, et l'élément qui y est associé est l'eau. Cela rend sa présence dans le secteur est, le secteur qui représente la santé, extrêmement compatible. Placez une représentation de tortue à l'est, si vous voulez bénéficier des merveilleuses énergies de bonne santé que sa présence convie dans le foyer.

LES TORTUES ET LEURS SUBSTITUTS

Les tortues sont fréquemment utilisées pour activer le bon feng shui. S'il vous est difficile d'en élever de grosses, vous pouvez installer un bassin avec des tortues d'eau douce au secteur est. Ayez à l'esprit que le feng shui attache une grande importance au symbolisme; aussi, même une peinture ou une image de tortue sera efficace.

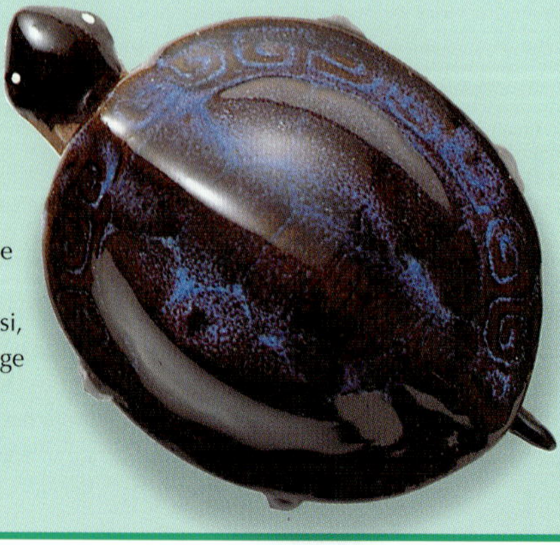

L'EXERCICE DE LA TORTUE

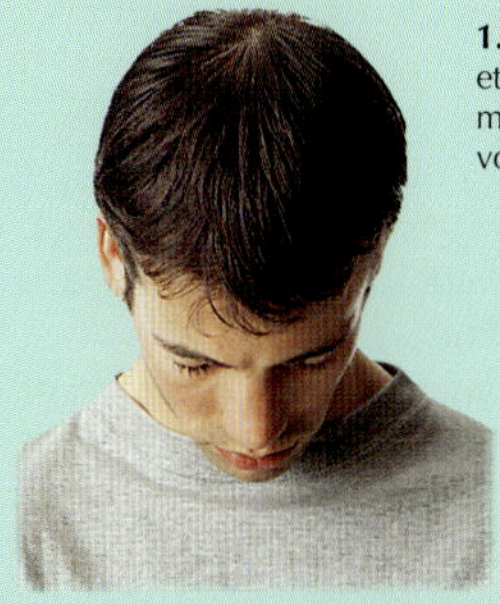

1. Détendez-vous et appliquez votre menton contre votre poitrine.

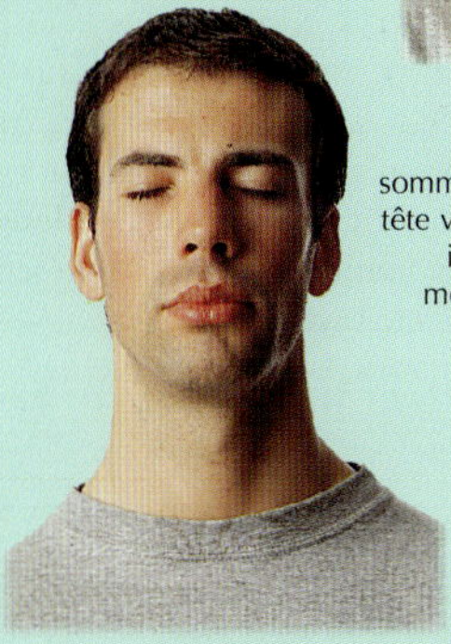

2. Tirez le sommet de votre tête vers le haut, inspirant en même temps.

3. Inclinez votre tête en arrière tout en expirant.

Répétez huit fois.

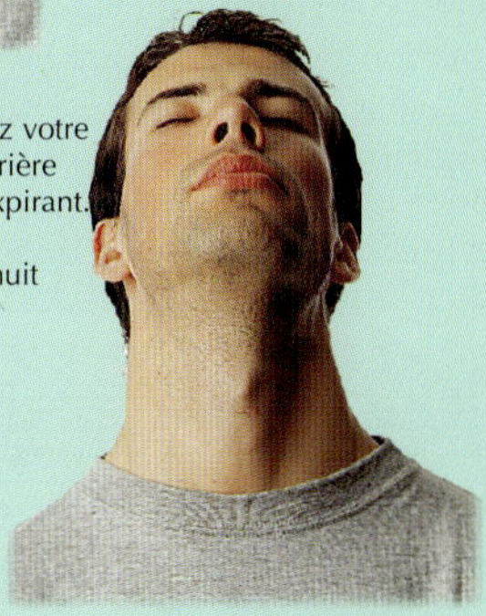

La légende parle d'une tortue qui vivait au plus profond d'une caverne, avec une famille qui avait été bloquée là à cause d'un glissement de terrain. La famille, dit-on, survécut pendant huit cents années, en s'inspirant de l'économie de mouvements de la tortue. Ils découvrirent que le seul mouvement que faisait pratiquement la tortue, c'était de tendre et de rentrer sa tête dans sa carapace. Occasionnellement, elle sort sa langue pour attraper une goutte d'eau tombant du plafond de la grotte. En imitant la tortue, la famille survécut pendant des siècles. Leur histoire se répandit, et elle ne tarda pas à devenir une légende. Cette histoire sert de base à l'Exercice de la Tortue, qui fait partie de nombreux systèmes chinois de santé. On peut le faire assis ou debout.

ORIENTATIONS INDIVIDUELLES POUR LA SANTÉ

LA FORMULE DE LA BOUSSOLE

指南針

Votre direction céleste de santé, fondée sur votre date de naissance, peut être calculée grâce à l'utilisation d'une puissante formule de la boussole feng shui. Elle provient de deux anciens symboles du feng shui - le Pa Kua octogonal, avec ses niveaux de significations, et le carré magique Lo Shu, une grille à neuf secteurs qui dévoile les secrets du Pa Kua. Elle est aussi appelée formule Pa Kua Lo Shu (formule Kua, pour faire bref).

La méthode exacte permettant d'activer les directions personnelles favorables à la santé fut pendant longtemps un secret bien gardé. Cette méthode fut transmise au maître de feng shui de l'auteur, par un grand maître de Taïwan, qui fut en son temps une véritable légende vivante. Selon les maîtres de feng shui, la direction et l'emplacement personnels de santé, peuvent être activés pour l'obtention d'une excellente influence de santé. Cela signifie dormir et être assis dans une direction qui permette à la personne de capter son tien yi, qui signifie littéralement "le médecin de la direction céleste". Capter cela, c'est s'assurer une excellente forme mentale et physique. Cette formule est idéale pour les gens qui sont constamment fatigués et léthargiques, et elle aide aussi à soulager ceux qui sont malades, bien que le propos du feng shui soit plus la prévention que la guérison.

bois
6 => NORD-OUEST

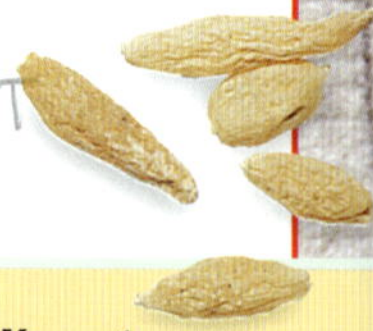

Si votre chiffre Kua est :

1	groupe est
2	groupe ouest
3	groupe est
4	groupe est
5	groupe ouest
6	groupe ouest
7	groupe ouest
8	groupe ouest
9	groupe est

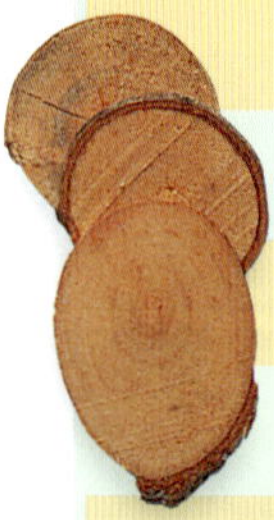

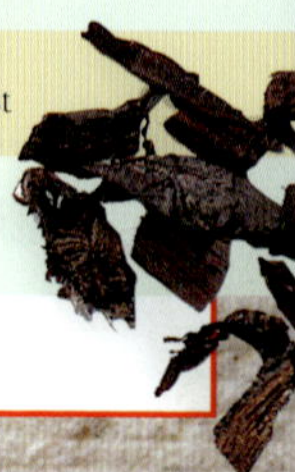

LA FORMULE KUA

Pour déterminer votre direction de santé, déterminez d'abord votre chiffre Kua. Vérifiez votre année de naissance en vous fondant sur le calendrier (pp.28-29), et d'après elle, calculez votre chiffre Kua. Ayez présent à l'esprit qu'il n'y a pas de chiffre Kua 5 dans ce système, bien que nous l'ayons inclus ici pour plus de facilité. Les hommes dont le chiffre Kua est 5 doivent utiliser le 2, et les femmes doivent utiliser le chiffre 8.

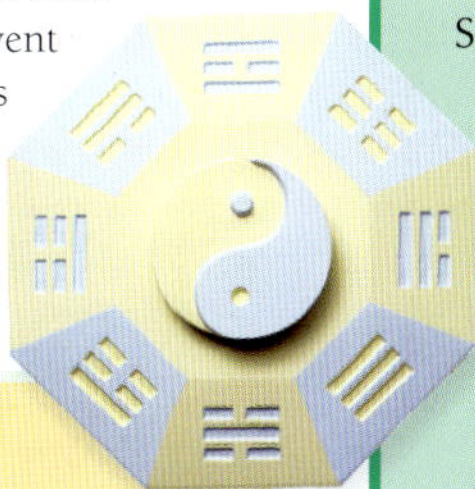

Votre orientation est :

NORD pour les hommes et femmes

SUD-OUEST pour les hommes et femmes

EST pour les hommes et femmes

SUD-EST pour les hommes et femmes

SUD-OUEST pour les hommes et
NORD-EST pour les femmes

NORD-OUEST pour les hommes et femmes

OUEST pour les hommes et femmes

NORD-EST pour les hommes et femmes

SUD pour les hommes et femmes

LA FORMULE KUA

Calculez votre chiffre Kua de la façon suivante. Additionnez les deux derniers chiffres de votre date de naissance chinoise – p. ex. **1956, 5 + 6 = 11**
Si le total est supérieur à dix, réduisez-les à un simple chiffre, ainsi **1+1 = 2**

Hommes	**Femmes**
Soustrayez de	Ajoutez
10	**5**
ainsi	ainsi
10-2	**5+2**
= 8	**= 7**
Ainsi pour les	Ainsi, pour les
hommes nés en	femmes nées en
1956	**1956**
le	le
chiffre Kua est	chiffre Kua est
8	**7**

Maintenant, étudiez le tableau ci-contre, pour trouver votre direction et votre emplacement de santé.

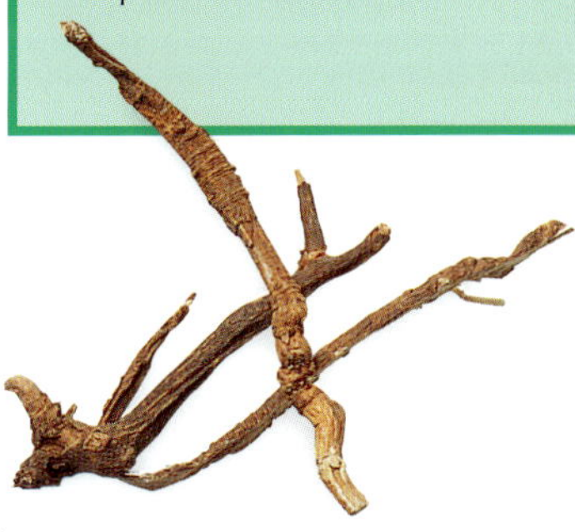

LE CALENDRIER CHINOIS

L'année chinoise commence fin janvier ou début février. Quand vous calculez votre chiffre Kua, ayez cela présent à l'esprit. Ainsi, si vous êtes né en janvier 1946, avant le jour de la nouvelle année, votre année de naissance chinoise est 1945, et non 1946. Ce calendrier indique aussi l'élément qui gouverne votre année de naissance. Cela vous donne d'autres indications pour déterminer le secteur de votre foyer qui aura le plus d'influence sur votre bien-être.

Année	Du	Au	Elément
1900	31 Jan 1900	18 Fév 1901	Métal
1901	19 Fév 1901	17 Fév 1902	Métal
1902	18 Fév 1902	28 Jan 1903	Eau
1903	29 Jan 1903	15 Jan 1904	Eau
1904	16 Fév 1904	3 Fév 1905	Bois
1905	4 Fév 1905	24 Jan1906	Bois
1906	25 Jan 1906	12 Fév 1907	Feu
1907	13 Fév 1907	1 Fév 1908	Feu
1908	2 Fév 1908	21 Jan 1909	Terre
1909	22 Jan 1909	9 Fév 1910	Terre
1910	10 Fév 1910	29 Jan 1911	Métal
1911	30 Jan 1911	17 Fév 1912	Métal
1912	18 Fév 1912	25 Fév 1913	Eau
1913	26 Fév 1913	25 Jan 1914	Eau
1914	26 Jan 1914	13 Fév 1915	Bois
1915	14 Fév 1915	2 Fév 1916	Bois
1916	3 Fév 1916	22 Jan 1917	Feu
1917	23 Jan 1917	10 Fév 1918	Feu
1918	11 Fév 1918	31 Jan 1919	Terre
1919	1 Fév 1919	19 Fév 1920	Terre
1920	20 Fév 1920	7 Fév 1921	Métal
1921	8 Fév 1921	27 Jan 1922	Métal
1922	28 Jan 1922	15 Fév 1923	Eau

Année	Du	Au	Elément
1923	16 Fév 1923	4 Fév 1924	Eau
1924	5 Fév 1924	24 Jan 1925	Bois
1925	25 Jan 1925	12 Fév 1926	Bois
1926	13 Fév 1926	1 Fév 1927	Feu
1927	2 Fév 1927	22 Jan 1928	Feu
1928	23 Jan 1928	9 Fév 1929	Terre
1929	10 Fév 1929	29 Jan 1930	Terre
1930	30 Jan 1930	16 Fév 1931	Métal
1931	17 Fév 1931	15 Fév 1932	Métal
1932	16 Fév 1932	25 Jan 1933	Eau
1933	26 Jan 1933	13 Fév 1934	Eau
1934	14 Fév 1934	3 Fév 1935	Bois
1935	4 Fév 1935	23 Jan 1936	Bois
1936	24 Jan 1936	10 Fév 1937	Feu
1937	11 Fév 1937	30 Jan 1938	Feu
1938	31 Jan 1938	18 Fév 1939	Terre
1939	19 Fév 1939	7 Fév 1940	Terre
1940	8 Fév 1940	26 Jan 1941	Métal
1941	27 Jan 1941	14 Fév 1942	Métal
1942	15 Fév 1942	24 Fév 1943	Eau
1943	25 Fév 1943	24 Jan 1944	Eau
1944	25 Jan 1944	12 Fév 1945	Bois
1945	13 Fév 1945	1 Fév 1946	Bois

Année	Du	Au	Elément	Année	Du	Au	Elément
1946	2 Fév 1946	21 Jan 1947	Feu	1977	18 Fév 1977	6 Fév 1978	Feu
1947	22 Jan 1947	9 Fév 1948	Feu	1978	7 Fév 1978	27 Jan 1979	Terre
1948	10 Fév 1948	28 Jan 1949	Terre	1979	28 Jan 1979	15 Fév 1980	Terre
1949	29 Jan 1949	16 Fév 1950	Terre	1980	16 Fév 1980	4 Fév 1981	Métal
1950	17 Fév 1950	5 Fév 1951	Métal	1981	5 Fév 1981	24 Jan 1982	Métal
1951	6 Fév 1951	26 Jan 1952	Métal	1982	25 Jan 1982	12 Fév 1983	Eau
1952	27 Jan 1952	13 Fév 1953	Eau	1983	13 Fév 1983	1 Fév 1984	Eau
1953	14 Fév 1953	2 Fév 1954	Eau	1984	2 Fév 1984	19 Fév 1985	Bois
1954	3 Fév 1954	23 Jan 1955	Bois	1985	20 Fév 1985	8 Fév 1986	Bois
1955	24 Jan 1955	11 Fév 1956	Bois	1986	9 Fév 1986	28 Jan 1987	Feu
1956	12 Fév 1956	30 Jan 1957	Feu	1987	29 Jan 1987	16 Fév 1988	Feu
1957	31 Jan 1957	17 Fév 1958	Feu	1988	17 Fév 1988	5 Fév 1989	Terre
1958	18 Fév 1958	7 Fév 1959	Terre	1989	6 Fév 1989	26 Jan 1990	Terre
1959	8 Fév 1959	27 Jan 1960	Terre	1990	27 Jan 1990	14 Fév 1991	Métal
1960	28 Jan 1960	14 Fév 1961	Métal	1991	15 Fév 1991	3 Fév 1992	Métal
1961	15 Fév 1961	4 Fév 1962	Métal	1992	4 Fév 1992	22 Jan 1993	Eau
1962	5 Fév 1962	24 Jan 1963	Eau	1993	23 Jan 1993	9 Fév 1994	Eau
1963	25 Jan 1963	12 Fév 1964	Eau	1994	10 Fév 1994	30 Jan 1995	Bois
1964	13 Fév 1964	1 Fév 1965	Bois	1995	31 Jan 1995	18 Fév 1996	Bois
1965	2 Fév 1965	20 Jan 1966	Bois	1996	19 Fév 1996	7 Fév 1997	Feu
1966	21 Jan 1966	8 Fév 1967	Feu	1997	8 Fév 1997	27 Jan 1998	Feu
1967	9 Fév 1967	29 Jan 1968	Feu	1998	28 Jan 1998	15 Fév 1999	Terre
1968	30 Jan 1968	16 Fév 1969	Terre	1999	16 Fév 1999	4 Fév 2000	Terre
1969	17 Fév 1969	5 Fév 1970	Terre	2000	5 Fév 2000	23 Jan 2001	Métal
1970	6 Fév 1970	26 Jan 1971	Métal	2001	24 Jan 2001	11 Fév 2002	Métal
1971	27 Jan 1971	15 Fév 1972	Métal	2002	12 Fév 2002	31 Jan 2003	Eau
1972	16 Fév 1972	22 Fév 1973	Eau	2003	1 Fév 2003	21 Jan 2004	Eau
1973	23 Fév 1973	22 Jan 1974	Eau	2004	22 Jan 2004	8 Fév 2005	Bois
1974	23 Jan 1974	10 Fév 1975	Bois	2005	9 Fév 2005	28 Jan 2006	Bois
1975	11 Fév 1975	30 Jan 1976	Bois	2006	29 Jan 2006	17 Fév 2007	Feu
1976	31 Jan 1976	17 Fév 1977	Feu	2007	18 Fév 2007	6 Fév 2008	Feu

APPLIQUER LA FORMULE KUA

Une fois que vous connaissez votre direction personnelle de santé, vous pouvez harmoniser de plusieurs façons vos énergies de chi individuel avec celles du chi de votre environnement, stimulant ainsi le sheng chi salubre à votre profit.

Votre chiffre Kua vous donne vos directions les plus favorables pour la sauvegarde de votre forme mentale et physique. Il identifie aussi la localisation selon la boussole qui vous est le plus favorable, afin que vous ne succombiez pas à la maladie, et que vous n'attrapiez pas de virus pernicieux. L'influence dont il est parlé ici est activée au mieux pour chaque membre de votre famille selon la direction et la localisation qui lui conviennent le mieux, en se fondant sur le tableau pp.26-27, qui indique le chiffre Kua.

COMMENT PROCÉDER

La surface de la maison ou de l'appartement doit être divisée en neuf secteurs, d'après la grille Lo Shu (ci-contre). Pour le faire avec précision, utilisez une bonne boussole (toute boussole occidentale conviendra), et, vous tenant au centre de la demeure, identifiez les emplacements, et divisez la surface en neuf secteurs égaux. Voir diagramme.

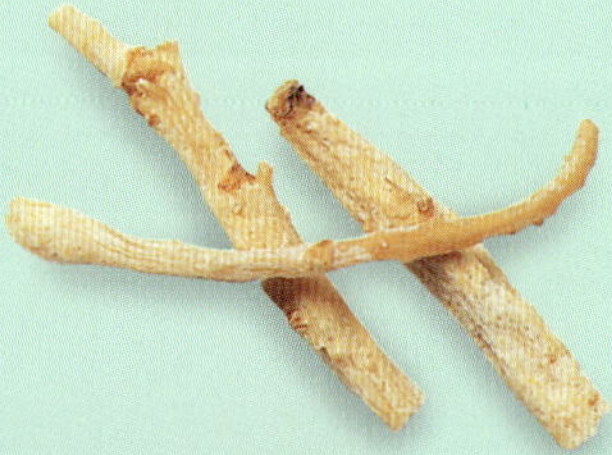

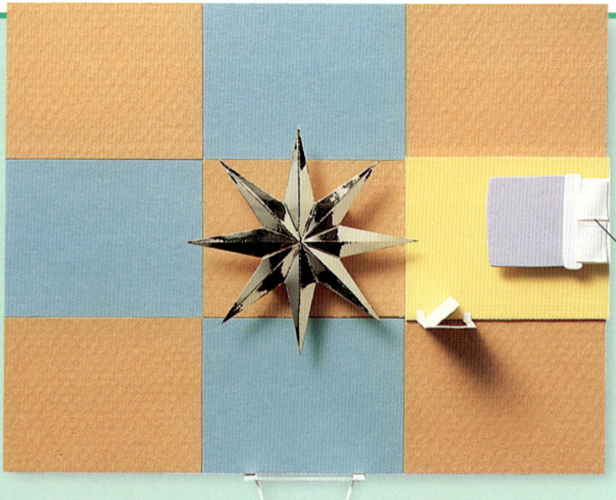

Dormez la tête dirigée dans votre direction de santé.

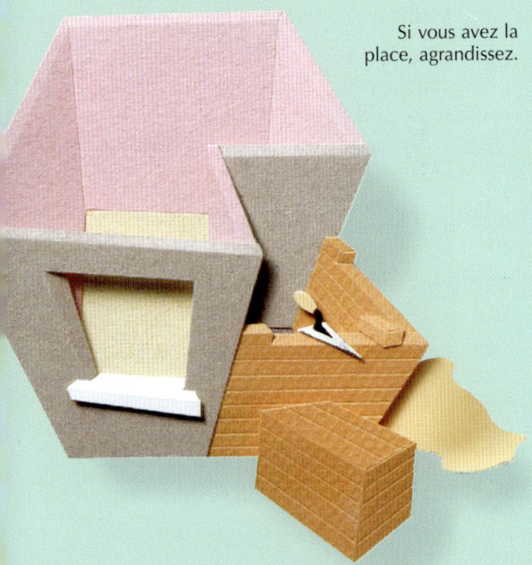

Si vous avez la place, agrandissez.

Si le secteur manquant représente votre direction de santé, vous pouvez partiellement remédier à cela:

- En installant un élcairage.
- En suspendant un miroir au mur.
- En procédant à un agrandissement.

Ce que vous ferez dépendra des circonstances et de l'espace disponible. Cependant, apporter une correction ne fait qu'améliorer la situation; cela ne crée pas l'influence favorable que vous voulez.

LA DIRECTION DANS LAQUELLE DORMIR

Un plan irrégulier rend parfois difficile le choix de l'emplacement de la chambre ou l'orientation du lit. Si vous ne pouvez obtenir l'emplacement qui convient, il suffit souvent de puiser dans la direction de santé. Si vous ne pouvez satisfaire à la localisation ni à la direction, faites en sorte de dormir la tête orientée dans au moins l'une de vos autres directions favorables (voir p.34). Ayez présent à l'esprit que la direction du sommeil est la direction dans laquelle le sommet du crâne est orienté.

La direction de sommeil est l'un des éléments les plus déterminants pour la santé. Faites en sorte de dormir la tête orientée dans votre direction personnelle la meilleure, pour activer cet aspect de l'influence qui vous est favorable. Cela fait que chaque nuit, même quand vous dormez, le chi favorable entre dans votre corps, par votre tête.

Dormez la tête orientée dans votre direction de santé.

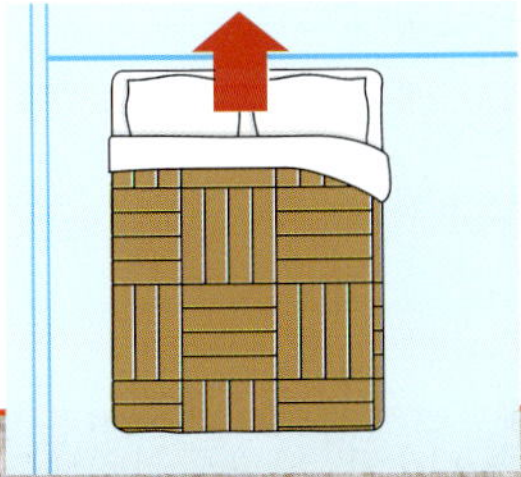

DIRECTIONS DES GROUPES EST ET OUEST

Le feng shui de la boussole répartit le genre humain en gens du groupe est et gens du groupe ouest. Chaque personne est censée avoir quatre directions favorables, dont chacune représente un genre particulier de "chance". Ainsi, outre la direction de santé, vous avez trois directions favorables. Elles dépendent du groupe auquel vous appartenez; et le groupe dépend du chiffre Kua qui est le vôtre.

- Les personnes du groupe est ont pour chiffres Kua, un, trois, quatre et neuf.
- Les directions du groupe est sont l'est, le nord, le sud et le sud-est.
- Les gens du groupe ouest ont pour chiffres Kua, deux, cinq, six, sept et huit.
- Les directions du groupe ouest sont l'ouest, le sud-ouest, le nord-ouest et le nord-est.

Les directions du groupe est sont défavorables aux personnes du groupe ouest et vice versa. Faites en sorte que votre porte principale soit orientée dans l'une de vos directions favorables.

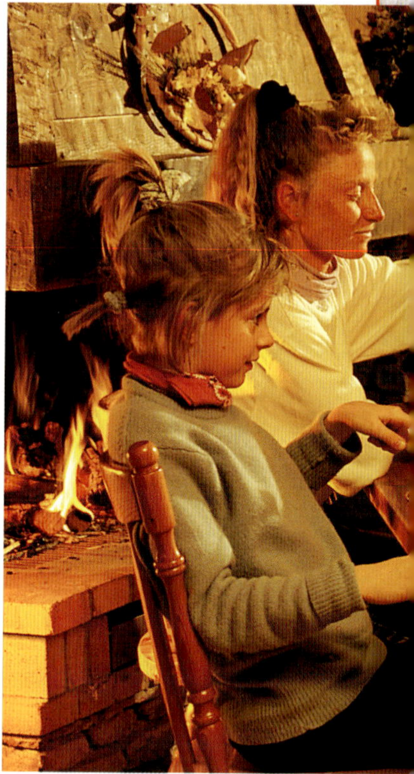

MANGER AVEC SA SANTE A L'ESPRIT

Muni de la formule Kua, vous pouvez activer les directions de santé de tous les membres de votre famille. Une façon d'y parvenir, c'est d'être assis autour de la table familiale, en prenant garde que chaque membre de la famille soit orienté dans sa direction de santé. C'est plus facile qu'il n'y paraît; ayez simplement sur vous une boussole.

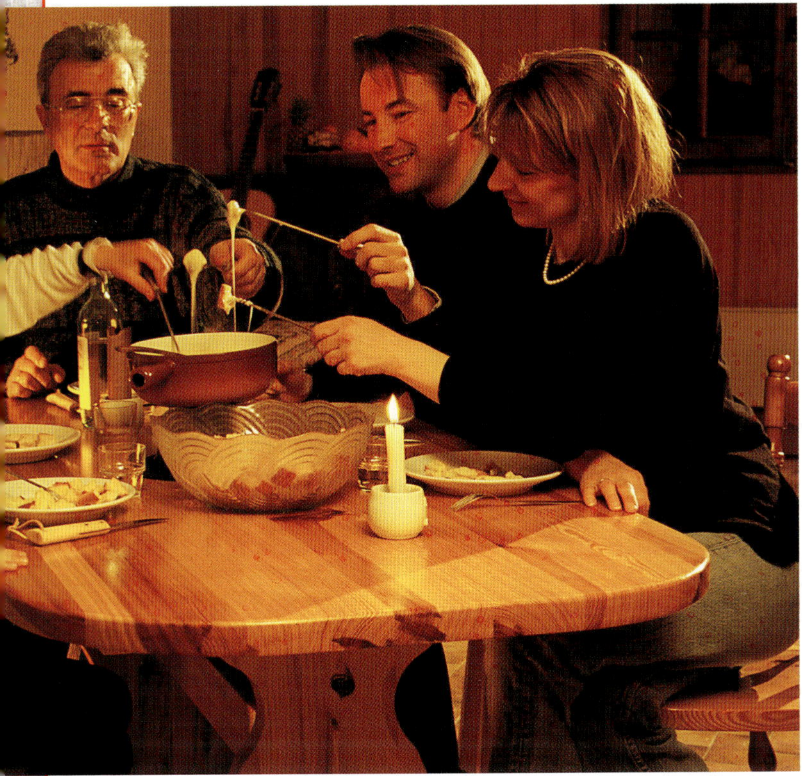

Mais quand vous utilisez la formule du Pa Kua Lo Shu, il est également nécessaire que vous observiez des règles et des directives importantes, qui ressortissent à l'école de la forme de feng shui. Il est important de souligner ici que, quelle que soit l'orientation que vous avez donnée à votre lit, vos sièges et aux autres meubles de votre demeure, si vous êtes "frappé" par le "souffle-qui-tue" causé par des structures "agressives" qui se trouvent dans votre voisinage immédiat, le souffle-qui-tue prévaut sur le bon feng shui.

Quand vous êtes assis à la table familiale, faites en sorte d'être orienté dans la direction favorable à votre santé.

De même, il faut avoir à l'esprit d'importants tabous feng shui. Ils sont faciles à détecter (voir page suivante).

ORIENTATIONS DE SOMMEIL QUI AFFECTENT LA SANTÉ

L'EMPLACEMENT DE VOTRE CHAMBRE

睡眠

La formule Kua prescrit la bonne situation de la chambre selon les directions correctes de la boussole, mais vous pouvez aussi prendre en compte d'autres facteurs. Ainsi, outre l'emplacement de la chambre dans la maison, il faut observer un certain nombre de principes pour protéger votre santé. Il s'agit surtout de faire en sorte que vous ne soyez pas attaqué par ce que certains maîtres de feng shui appellent le « souffle-qui-tue » - des énergies hostiles qui suscitent maladie, mauvaise humeur et dépression.

Les chambres donnant sur un long couloir sont cause de mauvaise santé, parce que le courant d'énergie est trop fort, spécialement si la porte de la chambre est placée au bout du couloir (cf. p. 37). La situation empire s'il y a aussi une porte à l'autre bout du couloir, ou si le lit qui se trouve dans la chambre est orienté en sorte que les pieds du dormeur soient directement en direction de la porte. Ne pas observer l'une de ces directives, c'est s'attirer de graves ennuis ; parfois, les énergies créées sont si fortes, que l'effet en est écrasant. Pour résoudre cela, il faut changer l'emplacement du lit.

L'énergie des pièces situées dans une partie du bâtiment qui ne reçoit pas du tout de soleil, ou dépourvues de fenêtres, est trop yin. Le manque de soleil et d'air frais rendra l'air vicié, et le chi stagnera. Les chambres doivent être régulièrement aérées et bien éclairées ; sinon, un mauvais chi s'installera, qui se manifestera tout d'abord sous forme de maladies - puis d'autres formes de mauvais destin s'ensuivront. Les chambres situées dans un sous-sol, ou directement sous des toilettes, une machine à laver ou une cuisinière, qui se trouvent à l'étage supérieur, sont considérées comme défavorables. Le mauvais chi, le chi nuisible, est créé constamment, et il affecte la santé des gens qui dorment au-dessous. Le pire, c'est de dormir sous des toilettes. Evitez cela à tout prix.

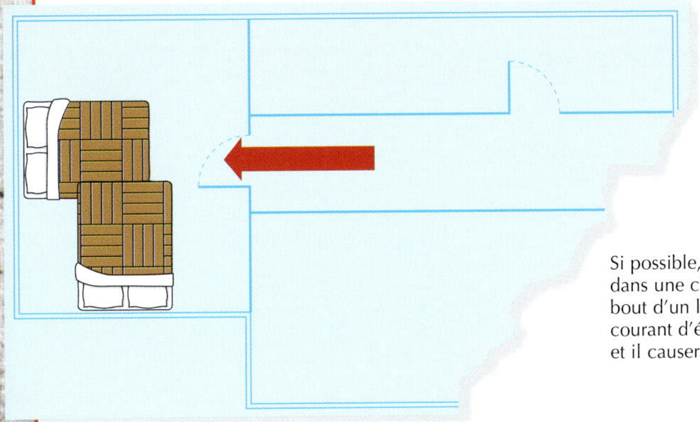

Si possible, ne dormez pas dans une chambre située au bout d'un long couloir. Le courant d'énergie est trop fort, et il causera des maladies.

POSITIONNER VOTRE LIT

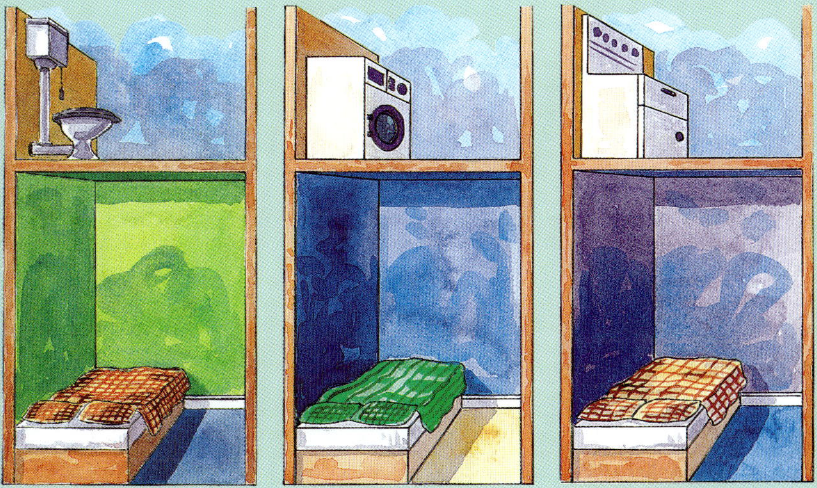

Evitez de dormir sous des toilettes

Le chi nuisible.affectera quelqu'un qui dort sous une machine à laver.

Il est mauvais de dormir sous une cuisinière.

LA POSITION ET L'ORIENTATION DU LIT

Veillez à ce que votre lit soit situé dans un endroit favorable, selon les données de l'école de feng shui de la forme, avant d'avoir recours à votre meilleure direction. Il est toujours souhaitable de commencer par vous protéger vous-même de ce que les adeptes du feng shui appellent les « flèches empoisonnées ».Prenez garde à toute caractéristique, toute structure « agressive », qui peut vous envoyer à votre insu des « flèches empoisonnées » de mauvais chi, pendant votre sommeil. Elles causent des maux de tête, des migraines, et d'autres formes de maladie. Soyez attentif à l'emplacement du lit à l'intérieur de la chambre.

La flèche dans l'illustration ci-dessous vous montre comment vous orienter dans la direction correcte. Notez que la tête doit être pointée dans la direction favorable. Si vous et votre partenaire avez des directions favorables différentes, dormez dans deux lits séparés. Remarquez que le lit est placé à l'opposé de la porte, en diagonale. C'est, du point de vue du feng shui, le meilleur emplacement.

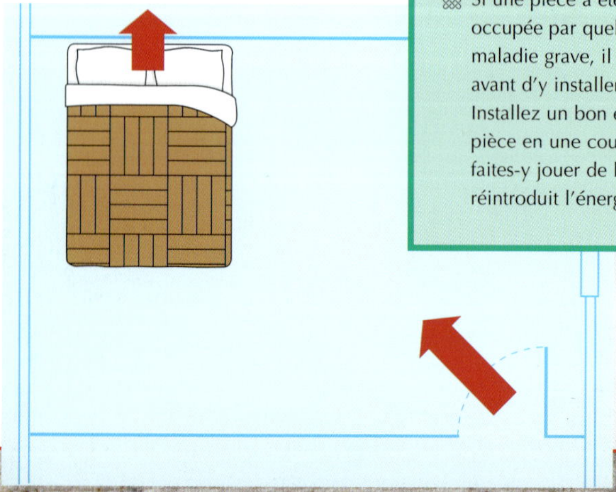

DIRECTIVES PRATIQUES

Pour respecter l'harmonie du logis, la position des chambres à coucher dans la disposition générale est aussi très importante. Choisissez une chambre qui n'ait aucun des inconvénients suivants, et observez aussi ces quelques directives pratiques.

- Faites en sorte que la porte de la chambre ne donne pas sur des toilettes. Le lit ne doit pas être placé contre un mur qui sépare la chambre des toilettes.
- Faites en sorte que la porte de votre chambre ne donne pas sur un escalier, car cela invite le chi pernicieux à entrer dans la chambre, blessant ses occupants.
- Que la porte de votre chambre ne soit pas face à l'angle saillant d'une autre chambre. Cela fait obstruction au chi, et la conséquence en est des problèmes circulatoires pour l'occupant de la chambre.
- Si une pièce a été préalablement occupée par quelqu'un atteint d'une maladie grave, il est bon de l'aérer avant d'y installer une autre personne. Installez un bon éclairage, peignez la pièce en une couleur claire, gaie, et faites-y jouer de la musique. Tout cela réintroduit l'énergie yang si nécessaire.

EXEMPLES DE MAUVAIS EMPLACEMENT DU LIT

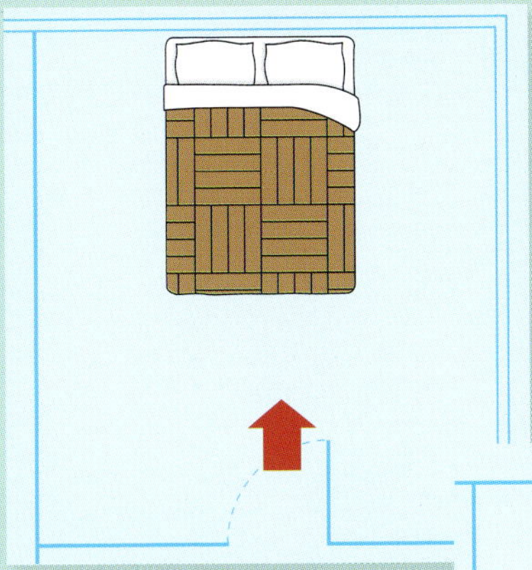

Un lit placé directement en face d'une porte souffrira d'un mauvais chi.

L'arête aiguë d'un angle saillant envoie une flèche empoisonnée en direction du lit. Déplacez le lit ou camouflez les angles agressifs.

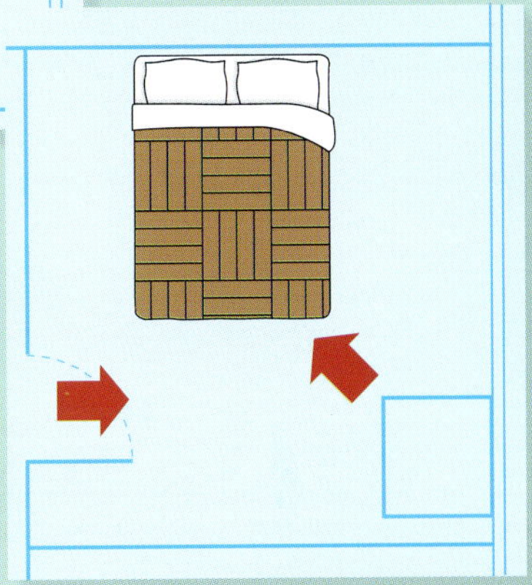

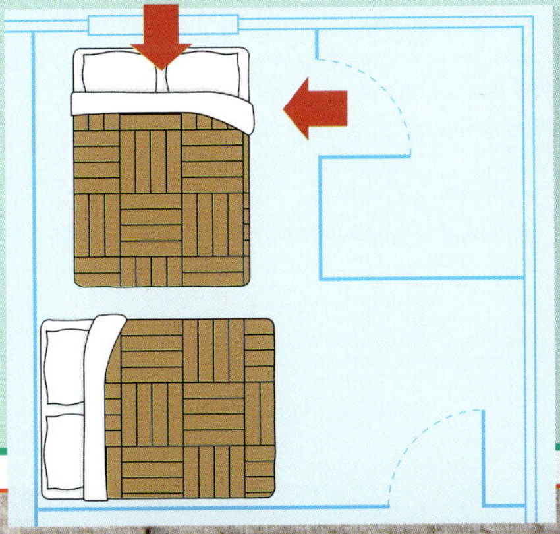

Le lit est placé juste au-dessous d'une fenêtre. Il est aussi affecté par la porte donnant sur les toilettes privées. Ce sont deux dispositions défavorables. Le lit doit être déplacé, et mis à l'angle opposé.

TABOUS A RESPECTER POUR LE SOMMEIL

Ne dormez jamais avec un miroir faisant face au lit. Une télévision est considérée comme un miroir, parce qu'elle reflète également. Si vous avez une télévision dans votre chambre, recouvrez-la quand vous ne la regardez pas. Un miroir dans une chambre, est l'une des choses les plus néfastes, du point de vue du feng shui. Outre qu'il crée des complications dans les relations entre les deux partenaires, il peut susciter des problèmes de santé, particulièrement des problèmes cardiaques. C'est parce que les miroirs sont censés représenter l'élément eau ; ainsi, pendant votre sommeil, cet élément attaque l'organe interne lié à l'élément feu - le cœur. C'est pour cela que les maîtres de feng shui conseillent souvent que les miroirs des armoires à glace et des tables de toilette soient recouverts ou déplacés. Les glaces au-dessus des lits sont également néfastes.

Ne dormez jamais avec un objet ressortissant à l'élément eau derrière votre lit. Il n'est pas bon d'avoir un tableau représentant un lac ou une cascade au-dessus de son lit, parce que cela a le même effet sur le cœur qu'un miroir. Et est encore pire qu'une peinture, la présence d'eau véritable, comme un aquarium. L'eau et les poissons sont des éléments excellents pour attirer la richesse, mais ils sont tout à fait déplacés dans une chambre.

Ne dormez jamais sous une poutre apparente. La gravité du chi négatif dépend de l'endroit où la poutre « coupe » le lit. Si elle est directement au-dessus, la conséquence en sera toutes sortes de maux de tête. Si elle « croise » le lit au niveau de la poitrine, cela créera des problèmes pulmonaires et cardiaques, et rendra vulnérable au rhume et aux troubles respiratoires. Si le lit est affecté par une poutre, déplacez-le. Si c'est impossible, camouflez la poutre en installant un faux plafond. Ayez à l'esprit que les poutres apparentes sont mauvaises, du point de vue du feng shui, et qu'elles seront toujours cause de problèmes, si l'on est assis, que l'on dorme, ou que l'on travaille directement au-dessous.

La literie et le décor des chambres doivent être de couleur yin estompée, à moins que la chambre n'ait été trouvée trop yin : si elle est mal éclairée, n'a pas de fenêtre, ou a été occupée par quelqu'un qui est mort récemment.

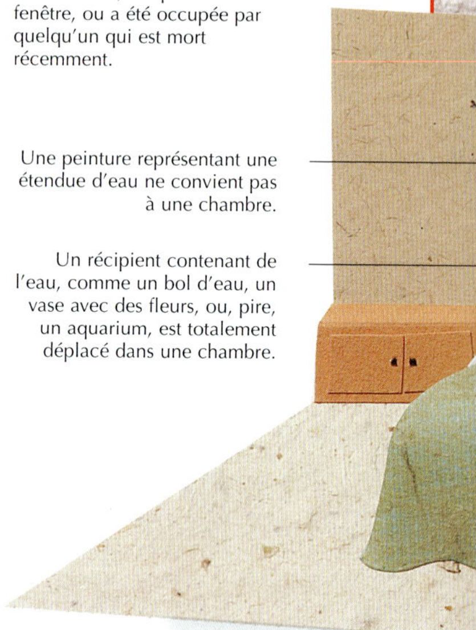

Une peinture représentant une étendue d'eau ne convient pas à une chambre.

Un récipient contenant de l'eau, comme un bol d'eau, un vase avec des fleurs, ou, pire, un aquarium, est totalement déplacé dans une chambre.

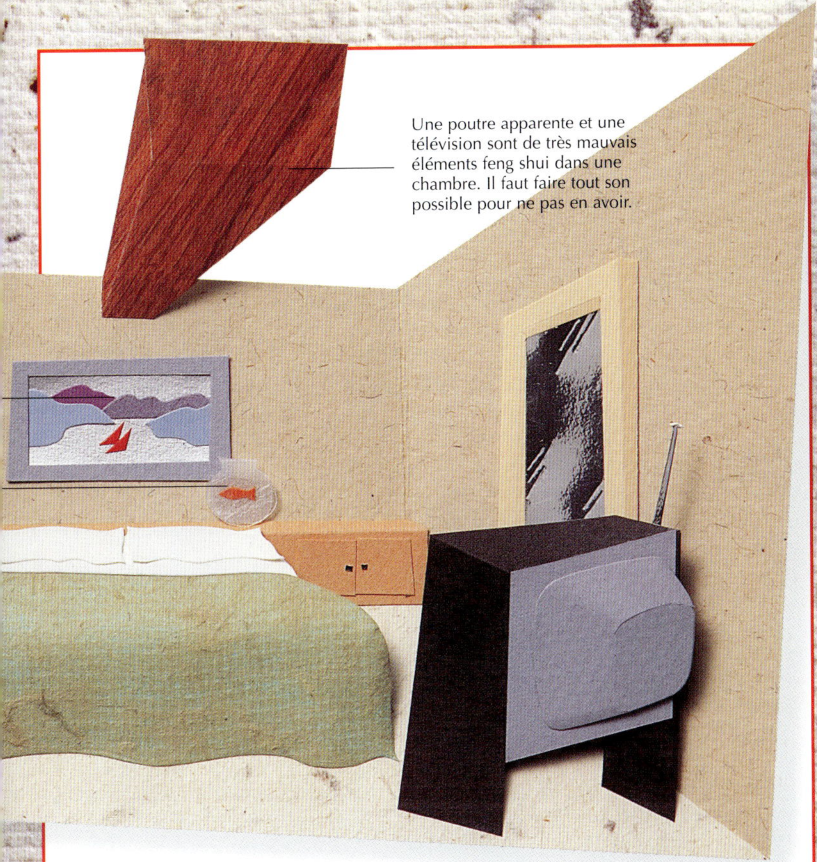

Une poutre apparente et une télévision sont de très mauvais éléments feng shui dans une chambre. Il faut faire tout son possible pour ne pas en avoir.

Ne dormez jamais avec l'arête tranchante d'un angle saillant dirigée vers vous. C'est un problème assez courant. Beaucoup de chambres comportent de tels angles, qui sont aussi dommageables que des piliers isolés. L'arête tranchante d'un angle est l'une des formes les plus pernicieuses de flèche empoisonnée, qui véhicule le shar chi, le « souffle-qui-tue ». Quiconque dort sur le chemin des flèches empoisonnées aura constamment des problèmes de santé. La meilleure solution, c'est de mettre quelque chose devant le coin, ou de le dissimuler. L'utilisation de plantes est une excellente solution en ce qui concerne le salon, mais la présence de plantes dans la chambre n'est pas souhaitable ; il est préférable d'utiliser un meuble pour cacher l'arête.

LA CUISINE

L'EMPLACEMENT DE LA CUISINE

廚房

La cuisine doit être située dans la partie intérieure de la demeure, en relation avec le chiffre Kua de la personne qui gagne l'argent du ménage. Le texte sur le feng shui de la formule Kua donne les directives suivantes pour la situation favorable de la cuisine à l'intérieur de la demeure familiale.

LA PORTE DE LACUISINE

Soyez attentif à la localisation réciproque des portes qui entourent la cuisine. La porte de la cuisine ne doit pas être alignée sur la porte d'entrée de devant ou la porte de derrière. C'est une situation très défavorable. Une mauvaise influence s'accumulera petit à petit, se manifestant d'abord sous la forme de maux fâcheux, puis de malheurs encore plus graves, spécialement si deux, ou, pire, trois portes, restent le plus souvent ouvertes.

DIRECTIVES

- Les cuisines doivent être situées dans la partie intérieure de la maison.
- La cuisine ne doit pas être en face de la porte principale de devant. Tout le chi favorable qui pénètre dans la maison est immédiatement détruit par cette disposition.
- Les cuisines ne doivent jamais être en face d'une chambre à coucher. Les énergies d'une telle disposition entrent ainsi particulièrement en conflit, parce qu'une chambre est yin et qu'une cuisine est yang. Il résultera de ce genre de configuration un mauvais état de santé chronique des membres de la famille, dû au déséquilibre entre le yin et le yang.
- Les autres directives relatives à la cuisine sont les mêmes que celles qui concernent toutes les pièces en général.

GENS DU GROUPE OUEST

Les personnes dont les chiffres Kua sont deux, six, sept et huit doivent situer leur cuisine, spécialement leur cuisinière, dans des endroits de la maison qui représentent l'est. Les cuisines doivent être dans la partie est, nord, sud ou sud-est de la maison. Ainsi, la cuisine ne sera située dans aucune région défavorable de la demeure et les résidents jouiront d'une bonne santé et de bonnes influences. Si la cuisine se trouve dans l'une des directions du groupe ouest, la chance de celui ou celle qui gagne le pain du foyer se trouve gravement minée, et toute la famille en pâtira.

GENS DU GROUPE EST

Bien sûr, ceux dont les chiffres Kua sont un, trois, quatre et neuf doivent avoir leur cuisine dans l'une des localisations favorables du groupe ouest. Il s'agit de l'ouest, du sud-ouest, du nord-ouest, et du nord-est. La cuisine contrera alors tous les emplacements mauvais pour la famille, assurant ainsi un bien-être matériel et une bonne santé à tous les membres de la maisonnée. Si la cuisine est dans l'une des localisations favorables du groupe est, la chance fera défaut, et la conséquence infaillible en sera la perte et la maladie.

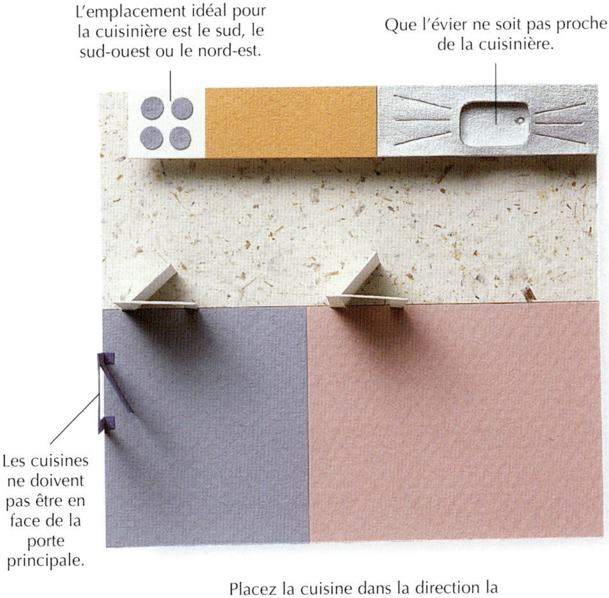

Placez la cuisine dans la direction la plus favorable pour la personne qui gagne l'argent du foyer.

LA CUISINIERE

Le feng shui recommande que la cuisine soit située dans l'une des localisations personnelles défavorables de votre foyer, en se fondant sur la formule Kua de la boussole, et les textes anciens conseillent également que la « bouche » du four soit orientée dans l'une de vos directions favorables, spécialement votre direction de santé (voir pp. 26-27). Cela signifie que la source d'énergie qui alimente votre cuisinière doit venir d'une direction favorable. Dans les anciens temps, il était facile d'identifier la « bouche » de la cuisinière, étant donné que le bois ou la charbon de bois était toujours utilisé pour cuire la nourriture, mais les appareils modernes rendent cette identification plus difficile. Généralement, la « bouche » est définie par les maîtres de feng shui comme l'endroit exact où l'énergie (électricité, gaz, ou fuel) entre. Pour les Chinois, dont la nourriture de base est le riz, c'est un principe facile à observer, étant donné que tout ce qui est requis, c'est d'orienter l'appareil de cuisson du riz, d'une façon qui soit en harmonie avec les critères du feng shui.

LE CONFLIT DU FEU ET DE L'EAU

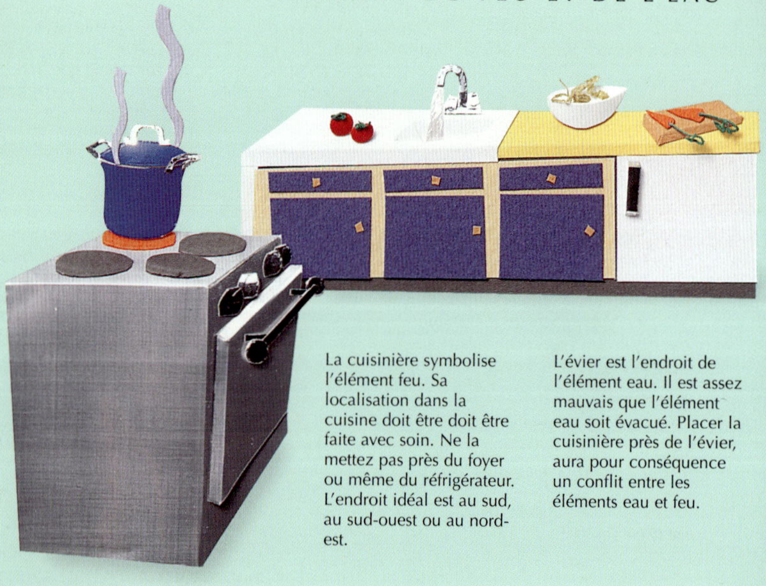

La cuisinière symbolise l'élément feu. Sa localisation dans la cuisine doit être doit être faite avec soin. Ne la mettez pas près du foyer ou même du réfrigérateur. L'endroit idéal est au sud, au sud-ouest ou au nord-est.

L'évier est l'endroit de l'élément eau. Il est assez mauvais que l'élément eau soit évacué. Placer la cuisinière près de l'évier, aura pour conséquence un conflit entre les éléments eau et feu.

LA CUISINIÈRE

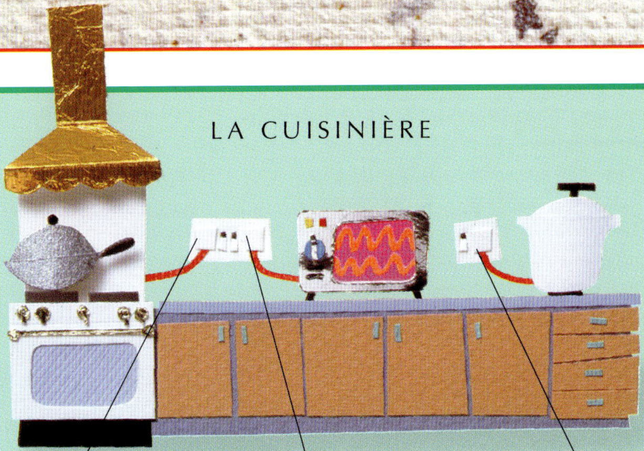

Si vous cuisez la plus grande partie de vos aliments avec un four conventionnel, disposez-le de façon que l'électricité qui l'alimente soit orientée dans votre meilleure direction de santé.

Si vous utilisez un four à micro-ondes la plupart du temps, la « bouche » où l'électricité est connectée avec le four doit faire face à votre direction de santé. Cela assure une excellente santé, et confère une grande chance.

Le cuiseur de riz oriental est peut-être l'appareil de cuisson le plus facile à manipuler du point de vue de la bonne orientation feng shui. Déplacez simplement le cuiseur jusqu'à ce que la « bouche » de la prise (cf. ci-dessus) soit en face de votre direction de santé.

Si les occupants d'une demeure appartiennent à des groupes différents (est et ouest), suivez toujours le Kua de la personne qui gagne le plus d'argent. Pour que, dans ce cas, les deux partenaires jouissent d'un bon feng shui, il convient d'avoir deux cuiseurs, l'un orienté dans une direction du groupe est, l'autre orienté dans une direction du groupe ouest.

LE FEU A LA PORTE DU CIEL

Un important tabou concernant la cuisine, consiste à ne jamais placer la cuisinière dans la partie de la cuisine qui représente le nord- ouest. Le feng shui met formellement en garde contre le fait de mettre le feu à la porte du « ciel ». C'est parce que le trigramme chien, qui signifie le ciel, la source de toute influence favorable, gouverne le nord-ouest. Mettre là une cuisinière, c'est mettre le feu à la source de l'énergie favorable, et c'est une très mauvaise idée. Les foyers qui ont ce genre de disposition sont dépourvus de bonne influence, et les résidants souffrent de maladies, et tout particulièrement de maladies de cœur.

CONTRER LE SOUFFLE-QUI-TUE

MIEUX VAUT PREVENIR QUE GUERIR

殺氣

Dans leur considération de la santé et du bien-être, les Chinois ont toujours adopté une approche préventive. Il est bien préférable d'éviter de contracter une maladie, plutôt que de la guérir. La même attitude est recommandée en ce qui concerne l'utilisation du feng shui chez soi. Mieux vaut se protéger des mauvaises énergies qui sont cause de mauvaise santé, que de laisser la maladie s'installer, et d'essayer de la guérir ensuite. Il est préférable de faire en sorte que le feng shui soit bon dès le début, plutôt que d'attendre que les choses aillent mal pour en appliquer les principes.

Dans le feng shui de la santé, la meilleure approche, c'est de faire en sorte que ni les résidants, ni aucune partie de la demeure, ne soient attaqués par le pernicieux « souffle-qui-tue » des flèches empoisonnées. Il importe de faire en sorte que la famille ne tombe pas malade à cause d'énergies, à l'intérieur ou autour du foyer, qui sont trop yin, ou qui sont devenues si impures et stagnantes, qu'elles peuvent gravement nuire.

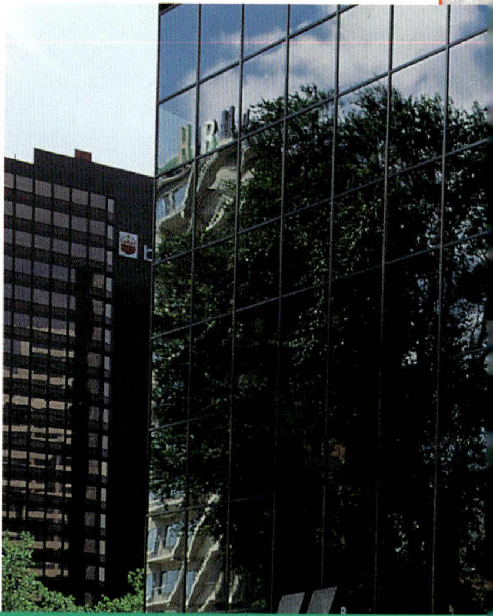

FLECHES EMPOISONNEES

Un pilier, un clocher, une croix, un moulin à vent, une colline, ou une statue, créent un mauvais feng shui s'ils sont directement situés devant la porte principale. De toutes ces structures émane une énergie trop forte, et qui écrase la demeure, avec souvent des conséquences tragiques. Si la porte principale de votre logis fait face à une semblable structure, vous devez faire votre possible pour interposer un élément qui en cache la vue, ou réorienter votre porte.

LE SOUFFLE-QUI-TUE

En chinois, il est appelé shar chi, et le feng shui affirme que le shar chi portera toujours malchance, et sera tout spécialement cause de maladie fatale. Le shar chi est causé par des flèches empoisonnées - des structures qui sont hostiles, menaçantes, rectilignes et anguleuses. Il peut s'agir d'éléments naturels, comme des collines ou des crêtes à rebords tranchants, ou de constructions artificielles, comme des bâtiments massifs, des structures « agressives » qui peuvent parfois créer un souffle hostile. C'est très préjudiciable, quand elles sont directement dirigées sur la maison, spécialement sur la porte principale. Beaucoup de ces structures sont extérieures à la demeure, et elles évoquent des « flèches ». C'est parce que leur mauvaise et dangereuse énergie se déplace en ligne droite, prenant une cible, et « tue ».

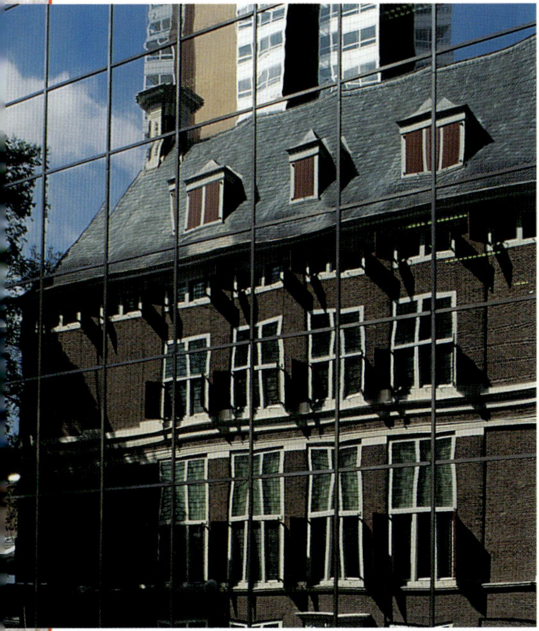

Quand votre maison donne sur un immeuble aussi imposant que celui-ci, même si votre porte ne donne pas sur une arête, tout le bon chi est bloqué, et vous pâtirez d'un mauvais feng shui. Selon le feng shui, le rebord d'un bâtiment est particulièrement préjudiciable.

Pour éviter d'être touché par les flèches empoisonnées, faites en sorte que votre maison, sa porte principale, et, dans certains cas, les fenêtres, ne soient pas en face de ces structures.

Une porte principale donnant sur une route droite est le pire feng shui possible ; elle fait entrer directement le shar chi dans votre maison. Réorientez votre porte, ou faites en sorte de bloquer les énergies fatales avec un bouquet d'arbres ou un mur. Cependant, il n'y aura pas de mal si votre maison est surélevée par rapport à la route.

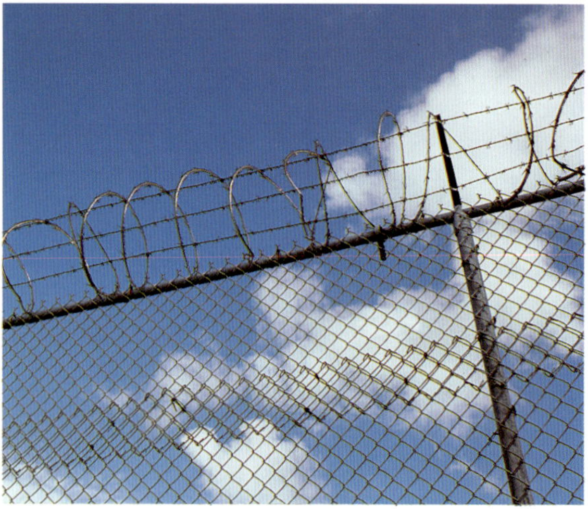

Habiter près d'une prison, d'un hôpital ou d'un cimetière, peut souvent être cause de maladie, due à un excès d'énergie yin.

LES ENERGIES QUI SONT TROP YIN

Le bien-être physique des résidants est souvent affecté, et ils contractent plus facilement des maladies, quand les énergies qui entourent leur demeure sont trop yin. Le feng shui exige toujours qu'il y ait un équilibre harmonieux d'énergies yin et yang. Quand il y a trop d'énergie yin, la santé en pâtit - souvent plus que lorsqu'il y a trop d'énergie yang. C'est parce que yin représente la mort, tandis que yang représente la vie.

On considère que les énergies yin sont trop fortes quand votre logis se trouve à proximité d'un poste de police, d'un cimetière, d'un hôpital, d'un abattoir, ou de tout autre endroit associé au désespoir, à la mort et à la maladie. C'est pire si votre maison est située tout à côté de ces endroits. Certains experts en feng shui vont jusqu'à enquêter sur l'histoire du terrain sur lequel une demeure nouvelle doit être édifiée, ou sur l'utilisation préalable de bâtiments qui doivent être convertis en appartements résidentiels. Le feng shui soutient que les énergies des occupants précédents errent, et que lorsqu'elles sont maladives ou faibles, elles sont très yin. En conséquence, si vous occupez une demeure qui fut un hôpital ou une prison, l'endroit est trop yin, et souvent nuisible.

Si vous avez le choix, évitez de vous établir près ce semblables lieux. Sinon, introduisez de saines doses d'énergie yang pour contrebalancer les énergies trop yin.

LES PIECES QUI SONT TROP YIN

Une pièce qui est trop yin a été occupée par quelqu'un de très malade, ou qui n'a pas de fenêtres, ou qui n'a pas été nettoyée depuis plusieurs jours, en sorte que les énergies ont pu devenir impures et stagnantes. Si vous vous installez dans une telle pièce, même si vous dormez la tête orientée dans votre direction de santé, vous succomberez aux mauvaises énergies. Dans ce cas, repeignez la chambre, ou chassez l'énergie stagnante en faisant un bon nettoyage, ou en installant un bon éclairage. Puis mettez de la musique pour alléger l'atmosphère.

METTEZ DE LA MUSIQUE

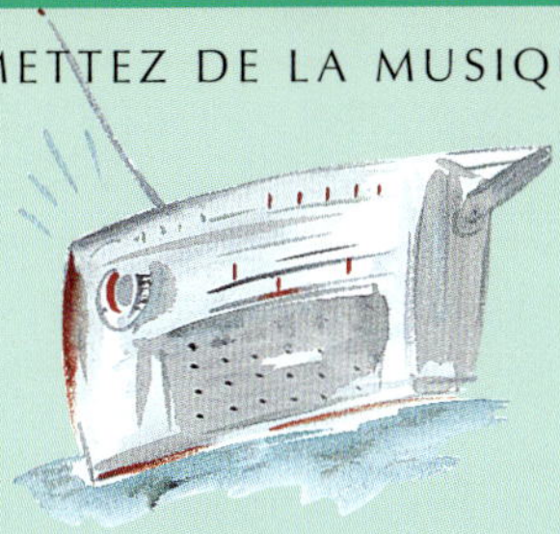

Les bruits, surtout les bruits joyeux, sont un remède excellent quand il y a trop d'énergie yin. Laissez la radio ou la télévision allumées toute la journée, même quand vous n'êtes pas chez vous, et spécialement si vous vivez seul. Les sons activent l'espace d'habitation et chassent les énergies souillées, stagnantes.

Eclairez toujours la zone qui se trouve à l'extérieur de la porte principale. Une lumière vive symbolise la puissante énergie yang, et elle est très efficace pour assurer un équilibre très favorable de yin et de yang. Des projecteurs sont excellents, mais des lanternes font aussi l'affaire. Peignez votre porte d'entrée en rouge vif, joyeux. C'est une façon très efficace de contrer l'énergie yin en excès, et rien ne peut être meilleur pour inviter la chance.

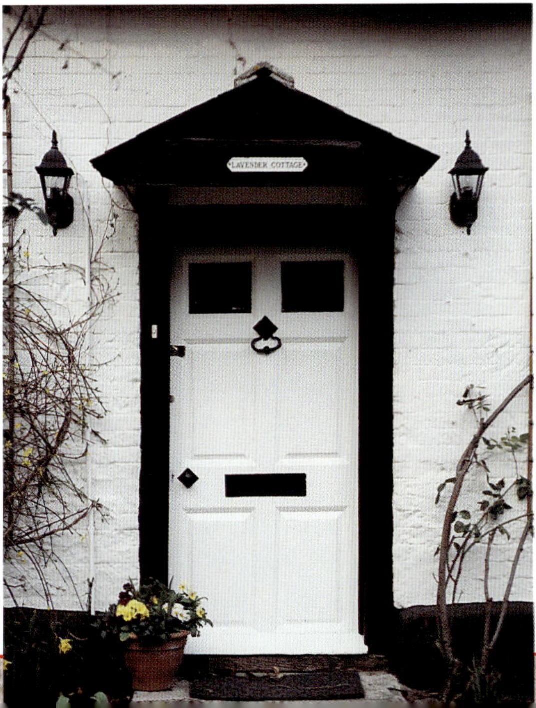

CONTRER L'ENERGIE IMPURE ET STAGNANTE

Quand les énergies autour du foyer, et à l'intérieur, deviennent impures et stagnantes, la santé des résidants en souffre. C'est considéré comme l'une des causes principales de mauvaise santé. Les gens attrapent constamment des rhumes, des ulcères à l'estomac et d'autres affections.

Le chi impur est principalement créé quand l'air à l'intérieur du foyer n'a pas été renouvelé. Au cours des sombres journées d'hiver, quand les fenêtres restent fermées pendant longtemps, le chi a tendance à stagner à l'intérieur de la demeure. Et c'est pire si le logis n'est pas propre. C'est parce que l'hiver est la saison froide de yin, au cours de laquelle l'énergie yang est peu abondante. Une prépondérance d'énergie yin à cette époque de l'année peut ainsi conduire à la maladie, à la léthargie, et même à la dépression.

Garder le logis bien chauffé et bien éclairé, crée une saine énergie yang. Bien sûr, cela crée aussi la chaleur si nécessaire. Et, plus important, cela fait que les énergies sont équilibrées et fraîches. Mettre de la musique joyeuse engendre aussi un chi gai et vigoureux. C'est pour cela qu'il est toujours bon d'avoir un arbre de Noël dans sa maison. Une décoration avec des éléments brillants et des lumières créera un chi merveilleux et sain. Des chants choraux ajouteront aussi du chi joyeux à l'espace d'habitation.

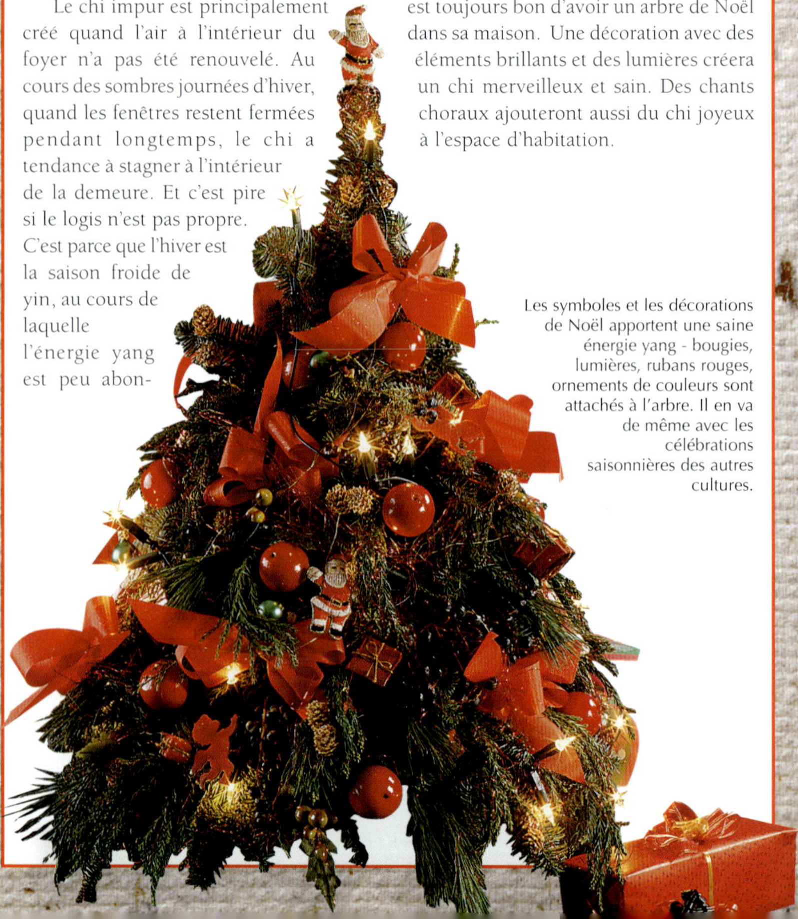

Les symboles et les décorations de Noël apportent une saine énergie yang - bougies, lumières, rubans rouges, ornements de couleurs sont attachés à l'arbre. Il en va de même avec les célébrations saisonnières des autres cultures.

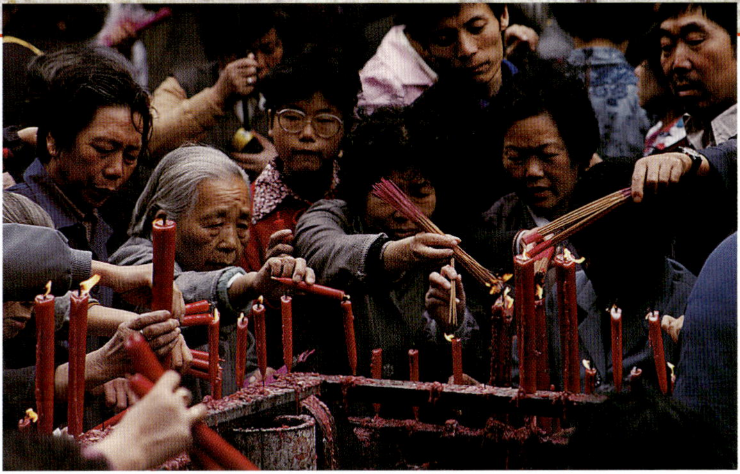

Les lumières utilisées lors des célébrations, comme les bougies allumées par ces bouddhistes de Shangaï, emplissent l'atmosphère d'un chi salubre.

« NETTOYAGE DE PRINTEMPS »

C'est peut-être à cause d'un besoin subconscient de rafraîchir les énergies du foyer, que les peuples de toutes cultures ont toujours entrepris un nettoyage en profondeur avant de célébrer les fêtes traditionnelles - mais cela n'a pas lieu qu'au printemps. C'est vrai pour les hindous, célébrant dipawali (fête des lumières), ou holi, pour les Chinois célébrant la Nouvelle Année, et même pour les musulmans fêtant la fin du ramadan, et pour les chrétiens célébrant Pâques. Presque toutes les fêtes traditionnelles sont l'occasion de se servir de lumières à profusion.

Pour jouir d'un bon feng shui dans votre espace d'habitation, il est essentiel que votre demeure soit propre. Les canalisations obstruées doivent être débouchées. Elles représentent les artères de votre demeure, et toute obstruction peut être cause de graves maladies, quand on n'y remédie pas. Les appareils qui ont été endommagés doivent être réparés. Vous devez évacuer l'eau polluée ou sale de votre jardin, et si les toilettes ou la salle de bains sont bouchées, il faut sans tarder y remédier. Tout cela semble relever du simple bon sens, mais il est surprenant de vois si souvent les plus simples réparations remises à plus tard. Du point de vue du feng shui, cela est malsain.

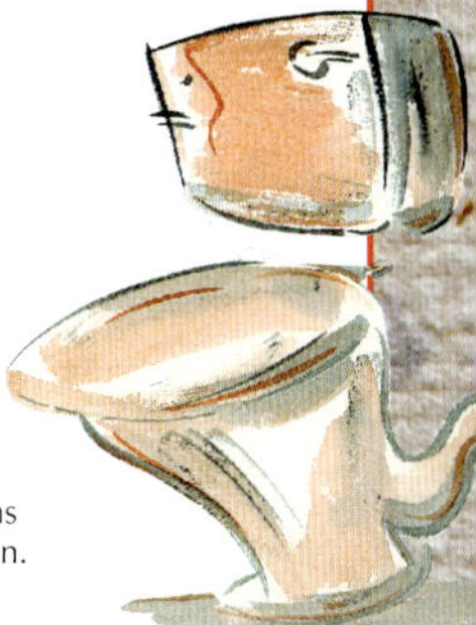

Que vos canalisations soient sans obstruction.

LA DIMENSION TEMPS

UTILISER LE FENG SHUI DE L'ETOILE

時间

Le feng shui de l'étoile est une méthode très populaire à Hong Kong, en Malaisie, et à Singapour, qui s'intéresse aux aspects temporels du feng shui. L'étoile volante ajoute l'aspect essentiel de la dynamique du changement suscitée par le passage du temps, à la dimension spatiale de toutes les autres méthodes de feng shui. C'est une méthode très avancée, et il n'est pas nécessaire que les amateurs se perdent trop dans ses détails techniques. Cependant, il est utile d'avoir un tableau de référence qui permette de rechercher l'impact de l'étoile volante sur votre propre feng shui, particulièrement parce que cette méthode est excellente pour mettre en garde contre les étoiles volantes qui apportent la maladie.

QU'EST-CE QUE LES ÉTOILES VOLANTES?

Les chiffres de 1 à 9 sont disposés dans une grille à neuf secteurs, appelée carré magique Lo Shu. Ces chiffres "volent", changeant à mesure que le temps passe. Chaque mois et chaque année, et chaque période de vingt années, a sa propre disposition de chiffres dans le carré. Chaque chiffre a ses propres significations. Pour l'expert en feng shui qui sait interpréter les nombres, chaque arrangement est une mine d'informations.

SUD

4	9	2
3	5	7
8	1	6

LA PÉRIODE DU SEPT

Nous vivons en ce moment dans la période du sept, qui a commencé en 1984, et qui doit durer jusqu'à l'an 2003. Cela signifie que durant cette période, le chiffre 7 est très favorable. Le carré Lo Shu pour cette période est montré ci-contre, et une interprétation des nombres permet de déterminer quels sont les secteurs favorables et les secteurs défavorables jusqu'à 2003.

SUD

6	2	4
5	7	9
1	3	8

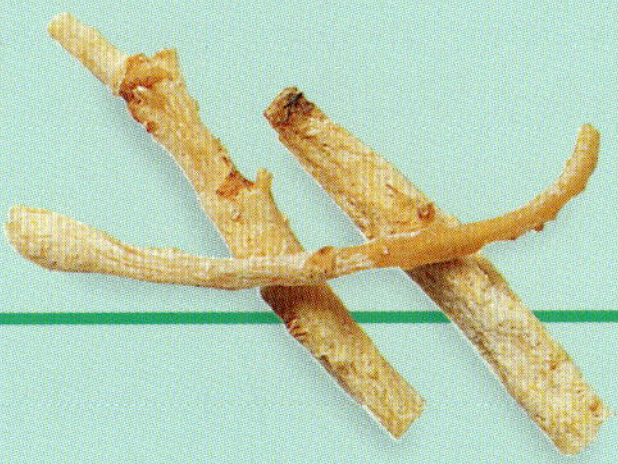

Le carré Lo Shu a le chiffre cinq au centre. Les chiffres sont disposés de façon que la somme de trois d'entre eux, pris verticalement, horizontalement, ou en diagonale, soit 15. Dans le feng shui de l'étoile volante, les chiffres volent de secteur en secteur, et ils sont interprétés en fonction de leur position dans le carré. Chacun des huit secteurs du périmètre du carré représente un secteur de la maison. Pour l'analyse, le centre est représenté par le neuvième secteur. Le sud est placé en haut, selon la tradition, pour la présentation. Utilisez une boussole pour identifier les secteurs de votre demeure.

Durant cette période de sept, les étoiles de la maladie, deux et cinq, sont situées respectivement au sud et à l'est. Cela signifie que si la porte principale de votre demeure est située dans l'un de ces secteurs, les résidants seront sujets à certaines maladies. Cela signifie aussi que ceux qui dorment dans des chambres situées dans ces secteurs, auront une moins bonne santé.

L'analyse est plus précise quand la recherche porte aussi sur les nombres stellaires pendant l'année et le mois en question. Quand les chiffres stellaires deux et cinq tombent dans le même secteur, la maladie frappera ceux dont la chambre se trouve dans ce secteur. Quand vous savez en quelle période vous êtes le plus susceptible de tomber malade, vous pouvez prendre des mesures pour échapper à cela, à savoir, éviter de dormir dans la chambre affligée par les chiffres deux et cinq pour ce mois.

Année	Le chiffre stellaire 2 est	Le chiffre stellaire 5 est
1997	au Sud-Est	à l'Ouest
1998	au Centre	au Nord-Est
1999	au Nord-Ouest	au Sud
2000	à l'Ouest	au Nord
2001	au Nord-Est	au Sud-Ouest
2002	au Sud	à l'Est
2003	au Nord	au Sud-Est
2004	au Sud-Ouest	au Centre
2005	à l'Est	au Nord-Ouest
2006	au Sud-Est	à l'Ouest

Année	Mois 1	Mois 2	Mois 3	Mois 4	Mois 5
1997	Sud-Ouest	Est Nord-Ouest	Sud-Est Ouest	Nord-Est	Sud Nord-Ouest
1998	Nord-Est	Nord-Ouest Sud	Ouest Nord	Nord-Est Sud-Ouest	Sud Est
1999	Nord-Est Sud-Ouest	Sud Est	Nord Sud-Est	Sud-Ouest	Est Nord-Ouest
2000	Sud-Ouest	Est Nord-Ouest	Sud-Est Ouest	Nord-Est	Nord-Ouest Sud
2001	Nord-Est	Nord-Ouest Sud	Ouest Nord	Nord-Est Sud-Ouest	Sud Est

PIECES A EVITER AU COURS DE PERIODES SPECIFIQUES

Le tableau annuel
*(*fondé sur l'année lunaire)*

Le tableau ci-contre montre les secteurs où les étoiles deux et cinq arrivent. L'étoile deux combinée à l'étoile cinq est très dangereuse, et est cause de maladie.

LE TABLEAU MENSUEL

*(*fondé sur les mois lunaires)*

Le tableau ci-dessous indique les secteurs dangereux au cours de chacun des douze mois lunaires, sur une période de cinq années. Ce sont les secteurs où les nombres stellaires deux et cinq sont situés au cours du mois indiqué. Les années 1998 et 2001 comprennent 13 mois; aussi, l'un des mois a été doublé.

Comparez les secteurs où les chiffres stellaires deux et cinq tombent, en mettant ensemble les chiffres stellaires des mois et des années au cours de la période de vingt ans.

Si deux et cinq arrivent ensemble, le secteur devient dangereux, et quiconque occupe une chambre qui se trouve dans un secteur pernicieux, ferait bien de s'en éloigner pendant la période indiquée. Faites particulièrement attention si les chiffres stellaires deux et cinq tombent dans le secteur est, parce que celui-ci est affligé du chiffre cinq dans l'étoile volante de la période de vingt ans. Les mois et directions dangereuses sont indiqués. Quand il y a deux plaques orange, cela signifie que les deux secteurs marqués sont dangereux.

Selon le tableau de référence, à gauche, les pièces situées au sud sont propices à la maladie en 1999. En 2002, les pièces du sud et de l'est doivent être évitées.

Mois 6	Mois 7	Mois 8	Mois 9	Mois 10	Mois 11	Mois 12
Ouest Nord	Nord-Est Sud-Ouest	Sud Est	Nord Sud-Est	Sud-Ouest	Est Nord-Ouest	Sud-Est Ouest
Sud Est	Nord Sud-Est	Sud-Ouest	Est Nord-Ouest	Sud-Est Ouest	Nord-Est	Nord-Ouest Sud
Sud-Est Ouest	Nord-Est	Nord-Ouest Sud	Ouest Nord	Nord-Est Sud-Ouest	Sud Est	Nord Sud-Est
Ouest Nord	Nord-Est Sud-Ouest	Sud Est	Nord Sud-Est	Sud-Ouest	Est Nord-Ouest	Sud-Est Ouest
Nord Sud-Est	Sud-Ouest	Est Nord-Ouest	Sud-Est Ouest	Nord-Est	Nord-Ouest Sud	Ouest Nord

INDEX

POUR EN SAVOIR PLUS

Coffret de Feng Shui
Comprend le livre "8 leçons d'initiation" de Lillian Too, d'anciennes monnaies, un pendentif Pa Kua, une boussole, du papier quadrillé, un mètre ruban, les images des 4 animaux célestes.

Kwok, Man-Ho and O'Brien, Joanne
Le Feng-Shui, Guy Trédaniel, 1996

Maître Lam Kam Chuen,
Manuel de Feng Shui,
Le Courrier du Livre, 1997

Too, Lillian,
Le guide complet du Feng Shui,
Guy Trédaniel, 1998

Chao Hsiu Chen
Feng Shui - Comment vivre heureux et en bonne santé dans sa maison,
Guy Trédaniel Éditeur, 1998

Maître Lam Kam Chuen,
Pratique personnalisée du Feng Shui
Le Courrier du Livre, 1998

ADRESSES UTILES

Cercle sinologique de l'ouest - CSO
17, rue de la Motte Picquet
35000 Rennes
Tél 02 99 31 97 97 - Fax 02 99 31 84 65

Feng Shui France
40, avenue Guy de Maupassant
78400 Chatou
Tél 01 34 80 90 30 - Fax 01 30 71 50 20

The Geomancer
The Feng Shui Store
PO Box 250, Woking, Surrey GU21 1YJ
Tel: 44 1483 839898
Fax: 44 1483 488998

Feng Shui Association
31 Woburn Place, Brighton BN1 9GA,
Tel/Fax: 44 1273 693844

Feng Shui Network International
PO Box 2133, London W1A 1RL,
Tel: 44 171 935 8935,
Fax: 44 171 935 9295

The School of Feng Shui
34 Banbury Road, Ettington,
Stratford-upon-Avon, Warwickshire
CV37 7SU. Tel/Fax: 44 1789 740116

Je remercie **Caro Ness**

et **Julia McCutchen**

pour l'aide

qu'ils m'ont apportée

dans la réalisation

de cet ouvrage.

Autres titres
de la série des
« Initiation
au Feng Shui »

Éducation
Richesse
Amour
Carrières
Enfants
Réputation
Relations